ÉTUDE MÉDICALE

SUR L'EAU DE

LA BOURBOULE

1RE PARTIE :

Les conditions dans lesquelles on l'emploie

SES EFFETS PHYSIOLOGIQUES

PAR

Le Dr Louis CHOUSSY,
Ancien élève (médaille de bronze) des hôpitaux de Paris,
Médecin-consultant à la Bourboule, etc.

PARIS
ADRIEN DELAHAYE, LIBRAIRE-ÉDITEUR
PLACE DE L'ÉCOLE-DE-MÉDECINE

1873

ÉTUDE MÉDICALE

SUR L'EAU DE

LA BOURBOULE

Paris. A. Parent, imprimeur de la Faculté de Médecine, rue Mr-le-Prince, 31.

ÉTUDE MÉDICALE

SUR L'EAU DE

LA BOURBOULE

1RE PARTIE :

Les conditions dans lesquelles on l'emploie

SES EFFETS PHYSIOLOGIQUES

PAR

Le Dr Louis CHOUSSY,

Ancien élève (médaille de bronze) des hôpitaux de Paris,

Médecin-consultant à la Bourboule, etc.

PARIS

ADRIEN DELAHAYE, LIBRAIRE-ÉDITEUR

PLACE DE L'ÉCOLE-DE-MÉDECINE

1873

A

M. Noël GUENEAU DE MUSSY,

Membre de l'Académie nationale de médecine,
Professeur agrégé à la Faculté de médecine de Paris,
Médecin de l'Hôtel-Dieu, etc.

MON CHER MAITRE,

Je vous remercie d'accepter l'hommage de ce modeste travail. C'est un simple préambule qui appelle d'autres développements, et qui devra peut-être lui-même subir plus tard des modifications. J'aurais voulu le rendre immédiatement plus complet et plus digne de vous être présenté; mais on me presse de le publier. Or, je tiens à ce que sa première ligne vous exprime ma profonde gratitude : car le souvenir de vos enseignements se lie à tout ce qu'il y a de meilleur en moi, et vous m'avez prêté un concours puissant, principalement pour l'accomplissement de la tâche que j'ai entreprise au sujet de La Bourbourle.

En réalité, c'est vous qui avez fait sortir cette eau minérale de son obscurité. Vous avez agrandi le domaine de ses applications en montrant qu'elle est avant tout un agent très-reconstituant; vous avez le premier révélé son efficacité dans le traitement des affections des voies respiratoires, en particulier de la phthisie, et vos observations ont été confirmées par un succès si prompt et si universel que des auteurs, qui les ignoraient sans doute, ou bien ont demandé d'où provenait cette réputation inattendue, quand ils l'ont jugée de loin, ou bien ont cru qu'ils en étaient eux-mêmes les promoteurs, quand, se trouvant sur les lieux, ils ont été surpris par elle.

Il nous reste maintenant à suivre la voie que vous nous avez ouverte. Je désire le faire, mon cher Maître, en me montrant toujours dignement

votre élève respectueux et dévoué,

LOUIS CHOUSSY.

Paris, 29 mai 1873.

ÉTUDE MÉDICALE

SUR

L'EAU DE LA BOURBOULE

LES CONDITIONS DANS LESQUELLES ON L'EMPLOIE

SES EFFETS PHYSIOLOGIQUES.

CHAPITRE PREMIER

LA STATION THERMALE : SA SITUATION, SON CLIMAT, SA NOTORIÉTÉ, SES RESSOURCES.

La localité de La Bourbourle dépend de la commune de Murat-le-Quayre, canton de Rochefort, arrondissement de Clermont-Ferrand, département du Puy-de-Dôme.

Elle est située dans le groupe des montagnes de l'Auvergne, qu'on appelle lès Monts-Dore, à sept kilomètres des bains de ce nom, et sur les bords de la Dordogne, qui prend sa source dans le voisinage.

Son altitude est d'environ 850 mètres au-dessus du niveau de la mer. Scoutteten (1) la fixe à 854 mètres ;

(1) De la températnre de l'homme... Influence de l'altitude des lieux, etc., par H. Scoutetten. Paris, J. B. Baillière, 1867, p 44.

il admet que la colonne barométrique s'y élève en moyenne à 0, 682 ^{mm}, et il calcule en conséquence que la pression atmosphérique subie par le corps humain n'y est que de 13,825 kilogrammes, tandis qu'elle serait au bord de la mer de 15,345 kilogrammes, c'est-à-dire qu'elle serait diminuée là de 1,520 kilogrammes. Mes propres observations météorologiques, qui sont aujourd'hui au nombre de plus de trois cents, et qui ont été faites en trois séries, pendant les étés de 1870, 1871 et 1872, porteraient plutôt la moyenne de pression barométrique à 0,692^{mm}.

La station thermale, exposée au plein Midi, est groupée au pied d'un massif granitique dont le premier gradin décharné s'élève derrière elle à plus de 80 mètres à pic, et la protège complétement contre le vent du Nord.—Du côté Ouest, des pentes boisées plus adoucies et assez éloignées pour ne pas la priver des rayons du soleil couchant, la gardent cependant du vent d'Ouest qui est, avec celui du Nord, le vent redouté de la région.

A l'Est, la vallée s'ouvre largement au soleil levant, et les montagnes ne la ferment qu'à une distance beaucoup plus lointaine. Au devant et juste en face, dans la direction du Midi, l'horizon s'élargit subitement sur un petit vallon en amphithéâtre, dont les pentes, couvertes de bois ou de pâturages, multiplient les lieux de promenades agréables et faciles en s'échelonnant jusqu'au sommet des montagnes.

Grâce à ces circonstances, le site de La Bourboule est plus riant qu'austère, et son climat est beaucoup plus clément que ne semble le comporter l'altitude. On y trouve, en effet, réunis tous les avantages de la vallée chaude et parfaitement abritée, et du pays de montagnes abondamment pourvu d'air vif et de lumière. Pendant l'hiver, la neige y séjourne rarement, tandis qu'elle encombre les alentours, et la saison des bains, au moins pour certaines catégories de malades, pourrait y être prolongée pendant quatre ou cinq mois, de Mai à Octobre, s'il y avait une installation convenable.

Malheureusement la localité est, depuis quelque temps, dans un état de malpropreté telle que le séjour y devient difficile aux époques pluvieuses. La boue, les immondices, les flaques d'eau répandues dans ses rues et à ses abords, ne disparaissent trop souvent que par l'évaporation au soleil et au grand air ; et je suis obligé de dire que, depuis deux ans, j'ai vu s'y produire pendant l'été des accidents intermittents qui m'ont paru être dus à ces causes. Pourtant l'inconvénient pourrait être facilement et promptement supprimé. Il cessera certainement le jour où l'administration consentira à y faire appliquer les règlements de salubrité si nécessaires dans une station sanitaire.

La petite station de La Bourboule est, à vrai dire, en ce moment, dans le travail un peu désordonné de sa fondation.

Tout récemment M. Jules Guérin, à la tribune de l'Académie de médecine, la comparait avec assez de justesse, toutes proportions gardées, à ces villes qu'on improvise autour des sources à pétrole en Amérique (1). Son eau minérale, en effet, qu'on utilisait

(1) « Voyez ce que devient ce petit coin de la Bourboule qui ne possédait pas dix mauvaises maisons : il s'y élève des hôtels, des habitations ; on en fait une ville, et, de tous côtés, on cherche l'eau minérale comme on cherche l'huile dans les villes à pétrole en Amérique. » *Discours prononcé le 25 février 1873.*

dans le pays depuis plusieurs siècles, était restée à peu près inconnue partout ailleurs jusqu'à ces derniers temps, où, suivant l'expression de M. J. Guérin, elle « a acquis une si grande célébrité. »

Thénard, en 1854, avait bien appelé sur elle l'attention du monde savant, en annonçant à l'Académie des sciences (1) qu'il y avait découvert la présence de l'*Arsenic* et que ce principe y était en quantité relativement énorme. Mais cette révélation n'avait presque pas eu d'autre résultat immédiat que de provoquer des recherches chimiques nouvelles et plus complètes. L'analyse que fit faire la Société d'hydrologie médicale de Paris fut publiée ensuite.

Ce n'est qu'en 1866 et 1867 que M. Noël Gueneau de Mussy, à l'Hôtel-Dieu de Paris, et M. Bazin, à l'hôpital Saint-Louis, entreprirent, à ma demande, pendant que j'étais leur élève, des études médicales qui ont été le point de départ de la réputation de l'eau de la Bourboule.

Jusqu'alors cette eau n'avait été prise qu'à la source. Sa clientèle était presque toute de voisinage. On l'employait, suivant une tradition plus empirique que scientiquement raisonnée, dans le traitement de la *scrofule*, du *rhumatisme* et de la *goutte*, principalement contre les *manifestations cutanées, osseuses* et *articulaires*, contre les *névralgies* (surtout les sciatiques) et quelques *paralysies*. L'eau d'une de ses sources, appelée *Source des Fièvres*, était aussi réputée pour son efficacité dans le traitement des fièvres intermittentes et des lésions qu'elles occasionnent.

(1) Séances de 23 octobre 1864. — Compte-rendu des séances, t. 39.

Je ne me rappelle pas avoir vu à la Bourboule beaucoup de malades atteints d'autres affections que celles-là ; or, j'y ai passé une partie de ma jeunesse, toutes les sources appartenant alors à ma famille, et mes souvenirs sont confirmées par les notes de mon oncle le Dr Choussy, qui est resté le seul médecin de la localité de 1825 à 1854, et qui m'a laissé une statistique complète de tous les malades, au nombre de quatre mille et trois ou quatre cents, qui y sont venus durant cette période.

Les neuf dixièmes de ses diagnostics entrent dans les catégories qui viennent d'être indiquées. Les autres mentionnent des cas de *rachitisme*, d'*anémie* simple ou compliquée, surtout chez les jeunes sujets, et quelquefois avec faiblesse relative, déviation ou développement incomplet de certaines parties du corps ; des *suites de traumatismes*, entorses, raideurs articulaires, cicatrices vicieuses ou douloureuses, etc.; quelques cas d'affections des yeux, des voies respiratoires, etc.

Les essais nouveaux de M. Gueneau de Mussy, en 1866, furent faits avec l'eau minérale transportée et s'appliquèrent particulièrement au traitement des *affections des voies respiratoires*, surtout de la *phthisie*. — Ils furent étendu ensuite à la plupart des cas où il était indiqué de relever la nutrition, l'eau de la Bourboule étant prise comme agent de la médication tonique reconstituante.

Les resultats furent importants. M. Gueneau de Mussy les signala à mesure aux médecins et aux élèves qui suivaient sa clinique. Il en fit même (28 novembre 1866) l'objet spécial d'une leçon que je recueillis, et qui fut publiée par le *Bulletin général de thérapeutique* (1).

L'année suivante, M. Bazin fit à l'hôpital Saint-Louis ce que M. Gueneau de Mussy avait fait à l'Hôtel-Dieu. Appliquant l'eau de la Bourboule au traitement des affections cutanées, il l'employa d'abord contre une des plus rebelles, le psoriasis ; après quoi il en étendit les usages et s'en occupa souvent dans son enseignement.

Cependant, après examen de la Commission des médicaments et remèdes nouveaux, l'eau de la Bourboule était entrée dans la pratique commune des hôpitaux. Tous les chefs de service purent l'administrer et contrôler eux-mêmes les observations de ses premiers initiateurs. Parmi ceux qui se livrèrent à cette étude, il faut citer M. Frémy, M. Gubler, M. Cazalis, etc.; et, en dehors des hôpitaux, M. le professeur Martin-Damourette, M. Clerc, etc.

L'usage de l'eau de la Bourboule se propagea ainsi rapidement. De nombreux malades furent envoyés à la source même, pendant la saison des bains ; si bien que la petite station thermale eut peine à les recevoir. Les efforts qui ont été faits depuis, pour répondre à cette vogue, sont restés encore insuffisants, en raison de la progression rapide qu'elle a suivie elle-même en augmentant d'année en année. De là, la réputation de médiocre installation qui s'est attachée à la Bourboule, et qui a grandi en même temps que grandissait la réputation d'efficacité de son eau minérale.

(1) *De l'emploi de l'eau de la Bourboule dans certaines formes de phthisie pulmonaire.* — Leçon clinique fait à l'hôtel-Dieu par M. Guéneau de Mussy, membre de l'Académie de médecine. Bulletin général de thérapeutique médicale et chirurgicale, t. 72 (Paris, 1867), p. 145 à 152.

Actuellement cependant, à la place de l'ancien établissement qui était exigu, il y en a deux nouveaux bien tenus et abondamment pourvus d'eau minérale. Les hôtels de la localité peuvent recevoir à la fois plus de sept cents personnes ; et, s'il est vrai qu'ils ne sont pas somptueux, il est vrai aussi qu'on y trouve tout ce qui est indispensable à des malades pour faire des traitements sérieux.

CHAPITRE II.

L'EAU DE LA BOURBOULE : SON ORIGINE, — SES PROPRIÉTÉS PHYSIQUES ET ORGANOLEPTIQUES, — SA COMPOSITION ENVISAGÉE EN ELLE-MÊME ET COMPARATIVEMENT A CELLE DU SÉRUM DU SANG ET DE PLUSIEURS AUTES EAUX MINÉRALES DU MÊME GROUPE, EMS, SAINT-NECTAIRE, LE MONT-DORE ET ROYAT.

L'eau de la Bourboule jaillissait autrefois au niveau du sol par plusieurs griffons qui étaient groupés aux trois angles d'un triangle ayant moins de 100 mètres de côté. Quatre de ces griffons avaient été l'objet d'une étude distincte ; leur débit n'était que de quelques litres par minute ; l'eau qu'ils fournissaient variait de température entre 30 et 51°c. ; mais elle avait à peu près même composition.

Depuis 1866, on a creusé, dans l'espace qui était compris entre eux, plusieurs puits qui les ont tous fait tarir et par où l'eau minérale arrive maintenant en grande abondance, avec une température atteignant 52°c..

L'eau d'un de ces puits a été analysée, en 1870, par l'École des mines de Paris, et la composition qu'on lui a trouvée est très-rapprochée de celle qui avait été reconnue à l'eau des anciennes sources, comme le montre le tableau comparatif qui suit. Nous pouvons donc, sans risquer un grand écart, emprunter nos éléments d'appréciation à l'analyse ancienne, et je le ferai d'autant plus volontiers que cette analyse paraît être plus complète, un certain nombre des éléments qu'elle signale ayant été négligés dans la dernière.

Au point de vue de ses propriétés physiques, l'eau de la Bourboule se distingue d'abord par sa *haute température*, qui est de 52°c., et qui peut être utilisée avec grand profit pour les douches excitantes locales ou générales. On est obligé d'en refroidir une certaine quantité pour le service des bains.

Sa densité est de 1005.

Elle est *très-limpide* et *très-onctueuse* au toucher; elle assouplit et blanchit la peau. Elle blanchit aussi parfaitement le linge; mais, si on l'emploie pour faire cuire des légumes frais, comme des haricots, elle leur communique une belle teinte verte.

Quand on la laisse quelque temps exposée à l'air, elle se recouvre d'une pellicule irisée et sa limpidité se ternit très-légèrement, mais si peu que cela n'empêche pas de voir une épingle au fond d'une baignoire remplie de cette eau.

Elle n'encroûte pas de concrétions les surfaces qu'elle baigne; mais, lorsque son écoulement est entravé, à la longue, elle laisse sur le fond des réservoirs ou des conduits un dépôt gris-foncé limoneux et extrêmement doux, comme savonneux au toucher.

Son odeur paraît tenir le milieu entre celle de l'hydrogène sulfuré et celle de la saumure (Lefort). On a senti par intervalles, dans les locaux où elle passe et où elle séjourne, une odeur alliacée très-nettement accentuée (Gubler). J'ai constaté moi-même cette odeur depuis très-longtemps, et il m'a semblé qu'elle était beaucoup plus appréciable dans l'établissement ancien que dans ceux qu'on a installés récemment.

M. Lefort a noté très-justement aussi qu'elle a une saveur acidule, puis salée : quand on la prend à la source et encore chaude, c'est la saveur saline qui l'emporte ; quand elle est refroidie, c'est la saveur acidule qui a le dessus.

Au point de vue de sa composition chimique, il faut remarquer sa *forte minéralisation,* qui est représentée par environ 7 grammes de principes minéraux pour chaque litre d'eau.

Sur ces 7 grammes, il y a presque *un gramme d'acide carbonique libre.*

Le reste est composé de sels qui sont, pour les neuf dixièmes, *à base de soude*, de sorte que l'eau de la Bourboule est encore plus sodique que l'eau de Vichy. D'après l'analyse de M. Bouquet, l'eau des Célestins, qui est la plus sodique de toutes les eaux de Vichy, ne renfermerait pas plus de 2gr.,560 de soude sur 8gr.,327 de principes minéraux par litre d'eau ; et, à la Bourboule, M. Lefort a trouvé 2gr.,629 de soude, dans la source du grand bain.

La soude est accompagnée de *potasse*, en proportion encore notable, ainsi que de traces d'*ammoniaque*, de lithine et d'oxydes de rubidium et de cœsium. Il y a aussi un peu de *chaux*, de *magnésie* et d'*alumine*, du *fer* et de la *matière organique* bitumineuse.

Parmi les acides combinés à ces bases, trois sont presque exclusivement prédominants, les acides de l'arsenic et du chlore, et l'acide carbonique. Les principaux sels de l'eau de la Bourboule sont donc des *arséniates*, des *chlorures* et des *carbonates*.

Les *arséniates* y appellent tout d'abord l'attention, eu égard à la puissance d'action que possède l'arsenic sous un petit volume et à la dose proportionnellement très-élevée où on le trouve dans l'eau de la Bourboule. Aucune autre eau minérale d'Europe n'en renferme une aussi grande quantité. Thénard avait retiré d'un seul litre d'eau de la Bourboule 8 milligr. 5 d'arsenic, ce qui donnait 13 milligr. d'acide arsénique, ou bien 20 milligr. 09 d'arseniate de soude, c'est-à-dire *quinze fois autant qu'il y en a dans l'eau du Mont-Dore*. M. Lefort n'y a trouvé, au maximum, que 9 milligr. 51 d'acide arsenique. L'analyse de l'Ecole des Mines (1) annonce 12 milligr. 02 d'acide arsenique, chiffre intermédiaire aux deux autres. Mais, même en se tenant à l'évaluation de M. Lefort, qui est la moins élevée, on remarquera qu'un litre d'eau de la Bourboule renfermerait encore l'équivalent de 8 à 9 gr. ou 160 à 180 gouttes de liqueur officinale de Pearson, ce qui est le triple d'une dose pharmaceutique moyenne.

Les *chlorures* y représentent environ moitié de tous les éléments minéralisateurs réunis, et les *carbonates* un tiers.

A un rang inférieur apparaissent : les *sulfates*, dans la proportion de $0_{gr.}$,28 pour 1,000 gr. d'eau minérale; des traces de *sulfure d'hydrogène*, de *phosphates*, de *silice*, de *brome* et d'*iode*.

Si donc on voulait dénommer l'eau de la Bourboule d'après la prédominance de ses caractères physiques et de ses éléments minéralisateurs, il faudrait l'appeler : *Eau thermale, — alcaline, — arsenicale, — chlorurée, — bicarbonatée, — gazeuse*.

Elle appartient d'ailleurs à la classe des eaux minérales que M. Gubler a appelées les eaux *protogéiques*

(1) École des Mines, — Extrait des registres du bureau d'essai pour les substances minérales, n° 5420.

normales, par opposition à celles qu'il désigne sous le nom d'eaux *stratigéiques* et d'eaux *dégénérées*.

D'après ces dénominations, les eaux *stratigéiques* sont celles qui se minéralisent en traversant les *strates* des terrains de sédiment et qui sont, par conséquent, en général froides ou peu chaudes, puisqu'elles se forment à une petite profondeur; — les eaux *dégénérées*, celles dont la minéralisation originaire est instable et se modifie, *dégénère*, quand elles arrivent dans les couches superficielles du sol; — et les *protogéiques normales*, celles qui conservent jusqu'après le jaillissement leur composition originaire ou *normale*, et, comme l'indique le mot *protogéiques* (προτος premier, γη terre, terrain), celles qui se forment dans les terrains primitifs, c'est-à-dire à la plus grande profondeur, dans les conditions de température, de pression, d'activité chimique les plus considérables; celles, par conséquent, dont la composition est la plus complexe, en quelque sorte la plus perfectionnée; celles, enfin, qui, comme dit le savant professeur, sont le plus *dynamisées*.

Beaucoup d'eaux minérales de ce groupe, parmi celles qui en sont les types les plus riches et les mieux accentués, émergent sur le plateau central de la France, principalement en Auvergne et dans le département du Puy-de-Dôme.

Les plus connues et les plus employées sont, avec l'eau de la Bourboule, celles du Mont-Dore, de Royat, de Saint-Nectaire, etc., auxquelles on compare fréquemment les eaux d'Ems (Nassau).

Toutes ces eaux ont entre elles de grandes ressemblances, et on les emploie souvent les unes pour les autres, dans le traitement des mêmes affections. Il pourra donc être utile de signaler ici les analogies et les différences qui apparaissent dans leurs propriétés physiques et dans leur constitution chimique.

Mais ce rapprochement doit être lui-même subordonné à un autre dont M. Gubler a mis en relief la grande importance, en montrant qu'il domine toute l'histoire thérapeutique des eaux protogéiques normales. M. Gubler a observé, en effet, que ces eaux ont une *minéralisation très-analogue à celle du plasma du sang*, qu'elles sont pour ainsi dire une *lymphe minérale du sang* sortant toute formée de la terre, et qu'elles doivent sans doute à cette analogie l'action très-reconstituante qu'elles exercent sur l'organisme, ainsi que la facilité avec laquelle elles sont assimilées par lui et lui font tolérer certains éléments qui existent chez elles et qui manquent dans le sang, mais qui sont doués d'une action thérapeutique utile dans des circonstances données, par exemple, le fer, l'arsenic, etc.

Nous envisagerons donc d'abord le rapprochement qui existe entre l'eau de la Bourboule et la partie minérale du plasma du sang; et nous comparerons ensuite, de ce point de vue, les autres eaux minérales en question avec l'eau de la Bourboule.

On sait que le plasma du sang, outre ses éléments purement organiques, renferme des principes minéraux qui sont : tantôt combinés avec des acides organiques presque toujours destinés à être éliminés, — tantôt combinés entre eux, sous forme de sels purement minéraux destinés à entrer dans la constitution des tissus ou à favoriser les actes d'assimilation et de désassimilation.

Les acides organiques qu'on trouve dans le sang combinés avec des principes minéraux, sont :

1° Les acides gras : oléique, margarique, stéarique, valérique et butyrique, qui prennent une base alcaline, et cette base est *toujours la soude* ;

2° Les acides formés par la désassimilation des tissus : lactique, hippurique, urique, inosique, sudorique, etc., lesquels se combinent aussi à des bases minérales, pour traverser le sang, qui est un milieu alcalin, et être rejetées au dehors par l'urine et la sueur principalement ; or, leur base est encore *principalement la soude.*

Quant aux sels purement minéraux qui proviennent des aliments, ils sont dans la proportion de 6 à 8 gr. pour 1000 dans le sérum artériel, et de 7 gr. à 9 gr. 50 pour 1000 dans le sérum de la veine porte.

M. le professeur Ch. Robin en a donné le tableau suivant (1) :

Chlorure de sodium.........	3 à 4 pour 1000
— potassium.......	0,359 pour 1000
Chlorhydrate d'ammoniaque.	
Sulfate de potasse.	
— soude.	
— chaux.	
Carbonate de potasse.	
— soude.........	1,200 pour 1000
— chaux.	
— magnésie.	
Phosphate de chaux des os...	1,500
— de magnésie......	
— basique de soude..	
— de potasse........	
— de fer, probablement	
Silice.	

(1) Leçons sur les humeurs normales et morbides du corps de l'homme, professées à la Faculté de médecine de Paris par Charles Robin. Paris, 1867, p. 78.

Eh bien, il se trouve que l'eau de la Bourboule est minéralisée, à très-peu de chose près, dans les mêmes proportions et par les mêmes principes.

En effet, la somme totale des éléments minéraux, qui est dans la proportion de 6 à 9 gr. pour 1000 dans le plasma du sang, est d'environ 7 grammes dans l'eau de la Bourboule (entre 6gr,81 et 6gr,97).

A la Bourboule comme dans le sang, les bases franchement *alcalines*, soude, potasse, ammoniaque, mais *surtout la soude*, tiennent une place prépondérante.

L'élément potassique a été évalué à l'état de chlorure dans l'eau de la Bourboule, où il y aurait 0gr,235 de chlorure de potassium, tandis que le plasma du sang en renfermerait 0gr,359.

L'élément sodique a paru être, à la Bourboule comme dans le sang, à l'état de chlorure, de sulfate, de carbonate et de phosphate.

A la Bourboule comme dans le sang, le *chlorure de sodium* entre pour environ moitié dans la masse totale des éléments minéralisateurs. On en trouve : de 3 à 4 gr. pour 1000 dans le plasma du sang ; de 3gr,02 à 3gr,34 dans l'eau de la Bourboule.

Le *phosphate de soude*, comme d'ailleurs tous les phosphates, est moins abondant à la Bourboule, où l'on en signale seulement des traces, que dans le sérum du sang qui en renferme de 2 à 5 décigr. (1). Mais le *sulfate de soude* y est en plus forte proportion, de même que le *carbonate de soude*. Ainsi, tandis que dans le sang on ne trouve que 1gr,20 de carbonate de soude pour 1,000 de plasma ; à la Bourboule, il y en a 2 gr. à 2gr,27 par 1000 gr. d'eau. Or, si l'on tient compte

(1) Robin. Les humeurs, p. 81.

de la très-facile réductibilité des carbonates, on pourra considérer que le carbonate de soude, qui est ici en excès, compense avantageusement l'excès de soude que le sang emploie, d'autre part, pour former les sels à acide organique (hippurate, lactate, inosate, urate, sudorate, etc.), et les sels à acides gras (oléate, margarate, stéarate, valérate, butyrate), dont la circulation facile est ainsi assurée.

Les *sels de chaux* et de *magnésie* sont en très-faible proportion dans l'eau de la Bourboule, comme dans le plasma du sang. Ici, ils paraissent être à l'état de sulfates, de carbonates et de phosphates ; mais on ne signale que des traces de ces sels, si ce n'est des phosphates, dont il y aurait 2 à 3 décig. de chaque, pour 1000 grammes de sérum (1). A la Bourboule, on a supposé tout l'élément magnésien sous forme de chlorure, et tout l'élément calcique sous forme de carbonate, et on a évalué qu'il y avait de 0 gr. 02 à 0 gr. 03 de chlorure de magnésium et de 0gr,17 à 0gr,019 de carbonate de chaux pour 1000 grammes d'eau. Mais, à la Bourboule comme dans le sang, ces *sels calcaires* sont tenus en *dissolution complète* grâce à la grande prédominance des *sels alcalins* (2).

A la Bourboule comme dans le sang, il y a enfin une petite proportion de fer et de silice.

L'eau de la Bourboule représente donc bien approximativement toute la partie minérale du sang. C'est-à-dire que, si on suppose le sang dépouillé de ses éléments organiques (globules rouges et globules blancs, — principes coagulables comme la fibrine,

(1) V. Robin, loc. cit., 81.
(2) Ibid., p. 83.

l'albumine, etc., —principes sucrés, comme le glycose et le glycogène, — acides gras et principes graisseux comme l'oléine, la margarine, etc., — principes analogues aux alcools comme la séroline et la cholestérine; — principes alcaloïdes comme l'urée, la créatine, etc., — et acides organiques des produits de désassimilation, comme les acides lactique, hippurique, etc.). Si on le suppose réduit à ses seuls éléments minéraux, et à l'eau qui les dissout, on aura une solution très rapprochée de l'eau de la Bourboule.

Dans cette partie minérale du plasma du sang, on trouvera seulement un peu plus de phosphate et un peu, très-peu, plus de potasse, de chaux et de magnésie.

Les éléments prépondérants, Soude en général, et en particulier Chlorure de sodium, sont les mêmes et en mêmes proportions.

Dans l'eau de Bourboule on trouvera, en plus que dans le sang, de simples traces d'autres bases alcalines comme la soude : lithium, oxydes de rhubidium et de cœsium, — des traces d'iode et de brome, et, ce qui est le plus important, *beaucoup d'arsenic.*

Donc, en dehors de l'arsenic, le rapprochement existe en ce qui concerne tous les éléments essentiels, et ce rapprochement est très-intime ; — les différences sont minimes : elles ne portent que sur des proportions très-restreintes d'éléments qui sont accessoires par leur rôle ou par leur quantité.

Donc l'eau de la Bourboule, introduite dans le sang, y apporte exactement les éléments propres à réparer ses pertes en principes minéraux ; et, si on admet que toute substance apte à réparer les pertes de l'organisation lorsqu'elle est assimilée par lui, est un aliment, on reconnaîtra que l'eau de la Bourboule est un véritable aliment : aliment incomplet, aliment exclusivement minéral sans doute, mais aliment réparateur ou tout au moins *agent éminemment reconstituant.*

En ce qui concerne l'*arsenic*, deux points sont surtout à remarquer : 1° il se trouve là à dose véritablement médicamenteuse ; 2° et l'eau qui lui sert de véhicule le maintient d'autant plus absorbable et assimilable par l'organisme qu'elle est elle-même, comme on vient de le voir, un milieu très-alcalin et ayant une minéralisation très-analogue à celle du sérum sanguin.

Venons maintenant aux autres eaux minérales dont j'ai parlé. Le tableau voisin nous guidera dans leur étude comparative. Pour la Bourboule, Saint-Nectaire, le Mont-Dore et Royat, les analyses qu'il résume sont du même auteur, M. Lefort. Pour les eaux d'Ems, les analyses sont de Frésénius et datent de 1872 ; j'en dois la communication à M. le Dr Danjoy, qui devient notre collaborateur à la Bourboule, après avoir passé plusieurs années à Ems, et à qui je suis heureux de souhaiter ici la bienvenue.

Au point de vue des propriétés physiques, l'eau de la Bourboule est de beaucoup la plus chaude. C'est Royat qui a la température la moins élevée. Elles s'échelonnent ainsi :

La Bourboule (source Choussy) ..	52° c.
Ems (Kesselbrunnen).........	46° c.,
Mont-Dore (source Madeleine)...	45° c.
Saint-Nectaire (source Boëtte) ..	44° c.
Royat (Grande source)........	35°

L'eau de la Bourboule est aussi la plus dense.

La densité du sang varie entre 1,052 et 1,057 (Robin.

Celle de la	Bourboule est de. .	1,005
—	Ems est de.	1,003
—	St-Nectaire est de.	1,002
—	Royat est de.	1,002
—	Mont-Dore est de. .	1,001

L'eau de la Bourboule et l'eau d'Ems sont les seules qui restent très-limpides et qui n'obstruent pas leurs conduits de concrétions calcaires. Pour Ems le fait m'est témoigné par M. Danjoy; à la Bourboule, j'ai vu retirer des conduits en usage depuis plus de quarante ans et sur les parois desquels on trouvait des concrétions ayant tout au plus 2 millimètres d'épaisseur.

— Les eaux de Saint-Nectaire, de Royat, et même celle du Mont-Dore malgré sa très-faible minéralisation, deviennent immédiatement assez troubles pour qu'on ne puisse pas apercevoir un objet gros comme le poing au fond d'une baignoire qu'elles rempliraient, tandis que j'ai déjà dit que dans un bain d'eau de la Bourboule une simple paille apparaîtrait immédiatement. — Les eaux du Mont-Dore et celles de Royat encroûtent très-sensiblement les parois de leurs conduits; à Saint-Nectaire, on renonce à enlever les concrétions même des baignoires dont elles diminuent bientôt la capacité. — Peut-être faut-il attribuer la solubilité persistante des éléments salins dans l'eau d'Ems et dans l'eau de la Bourboule à la minime proportion des éléments *calcaires* qui s'y trouvent et à la prédominance des éléments *alcalins*, comme on voit que dans le sang, « les chlorures et les sulfates *alcalins* servent de dissolvants pour les sulfates, les carbonates et les phosphates *calcaires* (1). »

(1) Robin, loc. cit., p. 83.

Cette considération m'amène à constater qu'il n'y a qu'à la Bourboule où les éléments alcalins soient aussi prédominants qu'ils le sont dans le sang. Ainsi la *soude*, dont j'ai dit combien elle tient une place importante dans le sang, n'apparaît en proportion équivalente qu'à la Bourboule et puis à Ems ; sa proportion décroît ensuite à Saint-Nectaire, à Royat et au Mont-Dore. Pour préciser davantage, notons que la proportion de la soude relativement à celle de tous les éléments minéralisateurs réunis est :

A la Bourboule (Grand Bain), de....	36,29	p. 100
A Ems (Kesselbrunnen), de........	29,85	—
A St-Nectaire (source Mandon chaude), de	24,87	—
A Mont-Dore (source Madeleine), de...	21,35	—
A Royat (Grande Source), de........	18,74	—

Et il est très-remarquable que la chaux et la magnésie, qui sont en proportions plus minimes dans le sang, sont de même dans les eaux que nous comparons, en proportions de moins en moins fortes, à mesure que la soude y apparaît en proportions plus fortes.

Ainsi la proportion est :

	Pour la chaux,		pour la magnésie.	
à la Bourboule (Grand Bain), de........	1,05	p. 100 de	0,23	p. 100
à Ems (Kesselbrunnen), de...........	1,84	—	1,23	—
à St-Nectaire (source Mandon chaude), de	3,07	—	1,68	—
à Mont-Dore (Madeleine), de..........	6,05	—	2,65	—
à Royat (Grande Source), de	6,19	—	3,22	—

De sorte que l'eau de la Bourboule et l'eau d'Ems sont les deux eaux qui se rapprochent le plus du sang à la fois par ces deux caractères essentiels :

— plus forte proportion de l'élément alcalin; soude.

— plus faible proportion de l'élément calcaire, chaux et magnésie.

Saint-Nectaire, le Mont-Dore et Royat s'en éloignant ensuite de plus en plus par les deux mêmes caractères à la fois.

L'*ammoniaque*, qui est un autre alcali important également signalé dans le sang, ne se rencontre encore qu'à la Bourboule et à Ems. On n'en a pas trouvé à Saint-Nectaire, au Mont-Dore et à Royat.

La *potasse*, qui existe aussi à la Bourboule en proportion très-voisine de celle où elle est dans le sang (2,05 p. 100), est moindre à Ems (0,50 p. 100), au Mont-Dore (0,76 p. 100) et surtout à Saint-Nectaire (0,23 p. 100). Par ce côté, c'est Royat qui se rapproche le plus (3,55 p. 100) de la Bourboule et du sang.

Dans toutes ces eaux, les éléments minéralisateurs paraissent être groupés, comme dans le sang, principalement en *chlorures*, *carbonates*, *sulfates* et *phosphates*, mais à la Bourboule il y a :

— du *bicarbonate de soude :* déjà plus qu'à Ems et à Saint-Nectaire presque le double qu'à Royat, et quatre fois plus qu'au Mont-Dore ;

— du *chlorure de sodium :* exactement comme dans le sang, presque le double qu'à Royat, trois fois plus qu'à Ems, et près de dix fois plus qu'au Mont-Dore ;

— du *sulfate de soude :* un tiers en plus qu'à Saint-Nectaire et à Royat, quatre fois plus qu'au Mont-Dore ; il y en a à peine à Ems.

Les *phosphates* n'ont été trouvés qu'en traces à la Bourboule, à Ems et à Saint-Nectaire. Ils manquent au Mont-Dore ; et, à Royat qui en renferme le plus, il n'y en a au maximum que 0,018 milligr. par litre d'eau.

J'ajouterai qu'on a signalé à la Bourboule :

— des traces d'*hydrogène sulfuré*, qui manque dans tous les autres sources dont nous parlons;

— des traces de rubidium, de cœsium et de lithium qui se rencontrent encore au Mont-Dore, mais qu'on n'a pas signalés dans les autres ;

— de la silice, en plus grande quantité qu'à Ems, en même quantité qu'à Saint-Nectaire, en quantité moindre qu'à Mont-Dore et Royat;

— de l'alumine dans la proportion de 3 centig. par litre d'eau, tandis qu'il n'y en a que 2 centig. à Saint-Nectaire, 1 centigramme au Mont-Dore, et seulement des traces à Ems et à Royat;

— de l'iode, comme dans toutes les autres;

— du brome, comme il y en a aussi à Ems et à Royat, mais qui manque à Saint-Nectaire et au Mont-Dore, mais on n'y trouve :

— ni bore, ni fluor, comme au Mont-Dore.

— ni baryte, comme à Ems.

— ni strontiane, comme à Ems et à Saint-Nectaire.

Quant à l'*arsenic*, il est à la Bourboule en quantité quinze fois aussi grande qu'au Mont-Dore ; on n'en a rencontré que des traces à Saint-Nectaire et à Royat; il n'a même pas été signalé à Ems.

Dans plusieurs de ces eaux, il paraît être remplacé par une plus grande quantité de *fer*. Ainsi, les analyses de M. Lefort, qui n'attribuent à la Bourboule que 6 milligrammes de carbonate de fer, en signalent 22 milligrammes à Saint-Nectaire, 31 milligrammes au Mont-Dore et 42 milligrammes à Royat. Ems est seul presque dépourvu de fer, n'ayant pas non plus d'arsenic. Le *manganèse* est signalé dans toutes ces eaux, sauf à Saint-Nectaire.

Tous ces principes, dont j'ai dit que la somme s'élève dans le sang entre 6 et 9 gr. 50,

arrivent :

à la Bourboule entre.......	6	et	7 gr.
à Saint-Nectaire, entre.....	6,23	et	7,58
à Royat, entre............	4,07	et	6,33
à Ems, entre..............	4,48	et	4,71
à Mont-Dore, entre........	2,03	et	2,26

En resumé, on voit que :

L'eau de la Bourboule tient le premier rang par :
— sa *température élevée*, — sa *fluidité* et sa *densité* ;
— la *somme de ses éléments* minéralisateurs, approchant de *celle du sang* ;
— la *prédominance extrême de l'élément sodique*, auquel se joignent les autres alcalis : ammoniaque, potasse, oxydes de rubidium, de cœsium, de lithium ;
— la *prédominance, comme dans le sang*, du *chlorure de sodium*, du *bicarbonate de soude* et du *sulfate de soude* ;
— et la présence de l'*arsenic*, à dose vraiment médicinale.

L'eau d'Ems est celle qui se rapproche le plus de l'eau de la Bourboule et par conséquent du sérum du sang.
— par sa *température élevée*, — sa *fluidité* et sa *densité* ;
— par la *prédominance de l'élément sodique*, presque aussi accentuée qu'à la Bourboule, plus accentuée qu'à Saint-Nectaire, Mont-Dore et surtout Royat ;
— et (correspondant à cette prédominance), par la *proportion minime des éléments calcaires*, chaux et magnésie.
— seulement elle a une *proportion moindre de chlorures* et de *sulfates* ;
— elle *manque d'arsenic et de fer*.

— elle a une somme moyenne de principes minéralisateurs.

L'eau de Saint-Nectaire vient après la Bourboule et Ems :

— par sa *température* ;

— par la *prédominance de l'élément sodique*.

Elle se rapproche plus de la Bourboule :

— par la somme élevée de ses éléments minéralisateurs ;

— par la *prédominance du chlorure de sodium* et du *bicarbonate de soude*, ainsi que du sulfate de soude.

Elle se rapproche plus du Mont-Dore et de Royat :

— par son *manque de limpidité* et sa *propriété incrustante*.

— par sa *proportion déjà plus forte* d'éléments *calcaires* ; chaux et magnésie,

— et par la présence du *fer* uni à l'*arsenic* en petite quantité.

L'eau du Mont-Dore se distingue par :

— une température encore élevée, mais moindre que celle de la Bourboule.

— et par la *somme très-minime* de ses éléments, minéralisateurs.

Et si on y envisage la proportion relative où ces éléments se trouvent les uns vis-à-vis des autres, indépendamment du liquide *eau* qui les tient en dissolution, on remarque :

— qu'elle s'éloigne de la Bourboule et d'Ems, pour se rapprocher de Royat :

1° par la proportion déjà faible de la *soude* ;

2° par la proportion d'autant plus lourde au contraire des éléments *calcaires*, chaux et magnésie ;

3° et par son *manque de limpidité*, ainsi que par sa propriété un peu incrustante.

— Elle se rapproche d'Ems par la proportion minime des chlorures.

— Elle se rapproche de la Bourboule par la *proportion plus élevée des sulfates*, ainsi que par la quantité d'alumine et surtout de silice qu'elle renferme.

— Elle contient aussi une une quantité notable d'*arsenic* et beaucoup de fer.

A quoi il faut ajouter que le Mont-Dore est pourvu d'une magnifique installation balnéaire.

L'eau de Royat se distingue :

— par l'*abondance de son eau*, suffisante pour qu'on donne des bains à eau courante.

— par sa *température moyenne* qui est juste celle des bains tempérés, mais qui n'atteint pas, comme dans les eaux précédentes, le degré nécessaire pour pratiquer au besoin une balnéation excitante ;

— par la *somme moyenne* de ses éléments minéralisateurs qui, sans atteindre celle qu'on trouve dans le sang, dans l'eau de la Bourboule et dans l'eau de Saint-Nectaire, est encore importante.

— par une *composition moyenne*, où l'élément calcaire est augmenté à côté de l'élément alcalin diminué; et où la potasse s'élève à côté de la soude, la magnésie à côté de la chaux; de telle sorte que ces deux éléments, potasse et magnésie, satellites c'est-à-dire accessoires de la soude et de la chaux sont plus abondants à Royat que dans toutes les autres eaux de ce groupe.

— Royat est en même temps bien moins chlorurée que carbonatée.

Elle est la plus ferrugineuse des eaux de ce groupe, mais elle n'a que des traces d'arsenic.

CHAPITRE III.

MODES D'ADMINISTRATION ET EFFETS PHYSIOLOGIQUES DE L'EAU DE LA BOURBOULE.

L'eau de la Bourboule s'administre sous toutes les formes.

Transportée à distance, elle est employée en boisson lotions, pulvérisation et même en bains à l'hydrofère.

A la source, on la prend aussi en boisson ; et, pendant la saison des bains, de juin à septembre, on l'administre en bains liquides, douches liquides variées, bains de pieds, gargarismes et lotions diverses, ainsi que, sous forme pulvérisée, en inhalations, douches locales, étuves garnies d'eau poudroyée, etc.

§ 1er. — *Effets produits sur les fonctions de l'appareil digestif.*

L'eau de la Bourboule est généralement très-bien tolérée par le tube digestif à l'état normal. J'ai vu des personnes en avaler, pendant plusieurs jours, plusieurs litres chaque jour, sans en paraître immédiatement incommodées; tout au plus avaient-elles des évacuations plus abondantes, mais qui n'étaient même pas en rapport avec la quantité d'eau ingérée; c'étaient en général des paysans venus à la Bourboule pour traiter une affection cutanée osseuse, articulaire, ou toute autre, mais chez qui les fonctions digestives se trouvaient en très-bon état.

Chez les dyspeptiques atones, il se produit dès le troisième ou le quatrième jour de la cure, une sensation de tiraillement à l'épigastre, avec besoin plus fréquent et plus impérieux de manger. Cet effet devient plus accentué si la dose est augmentée précipitamment et si elle est prise pendant la période de vacuité de l'estomac.

On l'atténue au contraire, soit en diminuant la quantité d'eau ingérée, soit en faisant boire cette eau coupée avec des aliments, du lait, etc., et, par exemple, pendant les repas. Si la sensation produite devient gênante pour le patient et si elle met obstacle à l'administration de l'eau, soit par sa persistance et son exagération, soit par la facilité avec laquelle elle est produite même par les petites doses et malgré l'association des aliments, on la combat efficacement en additionnant l'eau minérale d'un peu d'eau de Seltz, ou bien de quelques gouttes de teinture d'opium ou de teinture de belladone ou d'autres préparations analogues.

Mais les cas où il en faut venir à ces moyens sont rares. Il se rencontrent plutôt chez les malades déjà cachectiques auxquels, en raison de leur état, on ne peut faire prendre l'eau minérale presque que par cuillerées. Alors l'anomalie paraît être bien moins imputable à l'eau minérale elle-même qu'à l'excès de sensibilité du malade.

En tous cas, cette excitation de la sensibilité des premières voies digestives, lorsqu'elle est surveillée et contenue dans d'étroites limites, n'est pas sans avantages : elle stimule l'appétit chez certains malades qui en sont dépourvus, et beaucoup de dyspeptiques lui doivent un meilleur accomplissement de leurs digestions.

Mais il est toujours fâcheux de la porter à l'excès, soit en la déterminant trop rapidement, soit en continuant à l'exalter lorsqu'elle s'est produite ; car alors, et quelquefois brusquement, le dégoût pour les aliments remplace l'appétit; la sensation épigastrique devient plus profonde, plus obscure et vraiment douloureuse ; la langue se charge d'un enduit saburral : il y a embarras gastrique. Toutefois il faut distinguer les circonstances assez rares où cet accident provient d'une disposition particulière du malade, comme il arrive dans certaines circonstances épidémiques : alors un vomitif en fait promptement justice et l'eau est bien tolérée ensuite. Mais, en dehors de là, si le malaise résulte d'une administration mal réglée de l'eau, c'est du repos seul qu'il faut attendre son apaisement : qu'on diminue, au besoin qu'on suspende la boisson, et tout se dissipe en vingt-quatre ou quarante-huit heures.

Plus rarement, c'est un phénomène inverse qui survient : l'eau est mal digérée, elle donne de la pesanteur à l'estomac. Cela arrive plutôt avec de l'eau minérale transportée ou simplement refroidie. Il convient alors de boire l'eau chaude à la source, ou réchauffée au bain-marie si c'est de l'eau transportée, ainsi que de fractionner et de multiplier les prises. On peut la couper avec une infusion chaude ou aromatique et la sucrer avec du sirop de quinquina ou d'écorces d'oranges amères. Le mélange avec l'eau de Seltz ou avec les aliments réussit de même dans quelques-uns de ces cas, mais pas aussi sûrement.

Au surplus, cet inconvénient n'aboutit pas, comme

le précédent, à des conséquences fâcheuses. Il est seulement pénible en lui-même ; mais il ne doit pas faire suspendre le traitement. On voit des anémiques complètement dépourvus d'appétit qui ne digèrent l'eau de la Bourboule elle-même qu'avec peine et qui néanmoins, lorsqu'ils continuent à la prendre, ne tardent pas à recouvrer le rétablissement de leurs fonctions, grâce manifestement à son influence.

Il est bien rare que l'intestin participe aux phénomènes produits sur l'estomac par la boisson de l'eau de Bourboule, hors le cas où des malades s'aventurent, comme j'ai dit, à boire une quantité énorme de cette eau, ce qui détermine alors la diarrhée par indigestion, par une sorte de lavage du tube digestif.

Les seules personnes chez qui j'ai vu l'eau de la Bourboule déterminer des dérangements d'entrailles sont des personnes qui étaient venues en user immédiatement après avoir fait une autre cure, les uns aux eaux de Chatelguyon, les autres aux eaux de Luchon. Tous ont éprouvé, presque immédiatement après leur entrée en traitement, une diarrhée qui a duré tant qu'ils ont bu l'eau de la Bourboule. Ceux qui venaient de Luchon, et c'étaient de simples anémiques, ont même présenté un léger appareil fébrile avec grande agitation pendant la nuit. Ces accidents ont été surtout accentués chez un enfant de 10 ou 12 ans; ils ont paru être très-réellement liés à l'emploi de l'eau minérale; ils ont cessé quand cet emploi a été suspendu. Chez les malades qui venaient de Chatelguyon, les dérangements ont été moins violents, mais du même ordre : il y a eu aussi diarrhée, avec un peu d'agitation pendant la nuit et des sensations générales vagues, tout à fait insolites. Leur traitement a été finalement abrégé.

On pourrait peut-être expliquer ces phénomènes en considérant que les personnes qui ont fait usage pendant plusieurs jours d'une eau minérale ont accumulé dans leur organisme les éléments minéralisateurs de cette eau ; que ces éléments sont des sels purgatifs pour l'eau de Châtelguyon, du soufre pour l'eau de Luchon ; que, quand l'eau de la Bourboule est prise après les précédentes, elle apporte des éléments alcalins qui peuvent servir de dissolvants aux sels laissés par elles et les ramener ainsi dans la circulation et aux émonctoires ; qu'il est naturel alors que les sels empruntés à l'eau de Châtelguyon exercent, jusqu'à leur élimination complète, l'action purgative que possède bien réellement cette eau bue à sa source ; et que l'élément sulfureux de Luchon, au contact de la soude apportée par l'eau de la Bourboule, forme du sulfate de soude dont on connaît l'action purgative.

Je me borne à indiquer ici cette interprétation qui appelle évidemment d'autres contrôles, mais qui, si elle venait à être démontrée, serait féconde en applications utiles ; car, d'une part, elle expliquerait beaucoup d'autres effets produits par l'eau de la Bourboule, ce qui permettrait d'en méthodiser d'autant mieux l'emploi ; — et, d'un autre côté, elle nous conduirait peut-être à l'utiliser dans d'autres circonstances où on n'a pas encore pensé, je crois, à l'appliquer, par exemple dans les cas d'empoisonnements métalliques chroniques par le plomb, par le mercure, etc.

En dehors de ces faits, j'ai rencontré cependant un cas où l'emploi de l'eau de la Bourboule a provoqué une révolte digestive complète, tout à la fois du côté de l'estomac et du côté de l'intestin, avec maux d'estomac, coliques, diarrhée, vomissements.

Les accidents, qui étaient nouveaux pour le malade, survinrent pendant la première nuit qui succéda à son arrivée à la Bourboule, c'est-à-dire quelques heures après qu'il eut bu une première dose d'eau minérale. Ils consistèrent en maux d'estomac et vomissements, coliques et diarrhées, avec apaisements momentanés, suivis de nouveaux paroxysmes. Tout cela dura deux ou trois heures ; après quoi il n'en resta plus d'autres traces qu'un état d'affaissement général. On eût dit un empoisonnement. Mais les mêmes phénomènes revinrent encore après de nouvelles tentatives pour boire l'eau minérale. Je fis varier toutes les circonstances d'hygiène et de régime auxquelles était soumis le malade ; je changeai les heures de la boisson, etc. ; enfin il fut absolument démontré que cette boisson était le seul acte auquel parût se rattacher le retour des accidents. Néanmoins, comme l'emploi de l'eau était indiqué d'ailleurs, le traitement fut continué, avec l'aide de précautions et de correctifs appropriés, et le malade s'en est parfaitement trouvé.

En dehors de ces cas, qui sont exceptionnels, les malades qui font un usage réservé de l'eau de la Bourboule voient plutôt leurs fonctions digestives se *régulariser*. Sous son influence, l'appétit se relève immédiatement ou très-peu après la cure, les flatulences diminuent, s'il y en avait, et aussi bien la tendance à la diarrhée que la constipation opiniâtre sont avantageusement combattues.

Mais les personnes qui viennent à la Bourboule même sont soumises à d'autres influences, qui modifient au moins momentanément l'accomplissement de leurs fonctions digestives, et il est nécessaire de le dire, parce que les malades qui éprouvent ces dérangements sont trop disposés à les rapporter à l'action de l'eau minérale et à modifier en conséquence leur traitement d'une façon très-inopportune.

A la Bourboule donc, la constipation est de règle; ce qui s'explique très-bien par le climat du lieu et par les habitude qu'y adoptent en général les étrangers. On y vit comme à la campagne, le plus possible au grand air; la promenade est la principale distraction; de là résulte une plus complète assimilation des principes alimentaires, et, par suite, un moindre déchet à évacuer en fèces. D'autre part, l'altitude et la diminution de la pression atmosphérique, la chaleur de la saison, et, chez les personnes qui prennent des bains, l'excitation de la peau par l'eau minérale, provoquent un fonctionnement plus intense du tégument externe, une perspiration plus abondante; l'eau que perd l'organisme par cette voie manque nécessairement aux sécrétions internes; d'où la constipation, en même temps que la soif et la diminution de l'urine.

Pourtant les cas de diarrhée sont fréquents, et, par leur durée ou par leurs répétitions, ils incommodent quelquefois plus que ne fait la constipation. Je persiste néammoins à dire qu'ils sont accidentels, parce qu'il faut, pour les produire, l'intervention de causes qui n'ont rien régulier, qui sont de purs accidents. Ainsi ils surviennent dans deux circonstances :

— Tantôt, lorsque le temps s'est subitement refroidi, comme il arrive souvent dans les pays de montagnes, et qu'on s'est laissé surprendre avec des vêtements trop légers; ou bien, si le temps est devenu pluvieux et si on est resté avec une chaussure mince et humide, le soir même ou le lendemain matin, une foule de personnes ont la diarrhée avec ou sans coliques : alors ce qui est bien caractéristique c'est que, parmi ces personnes atteintes au même moment et de la même manière, se trouvent des malades de toutes les catégories, des rhumatisants comme des scrofuleux, des phthisiques, etc., des malades qui commencent, d'autres qui finissent leur traitement, etc., et aussi des personnes, d'ailleurs bien portantes, qui ne sont là que pour accompagner des malades et qui elles-mêmes ne font point usage de l'eau minérale.

— Tantôt c'est par un temps chaud, à la promenade on a passé sans précaution du soleil à l'ombre, d'un lieu bien abrité dans un autre qui l'était moins bien (ce qui est encore fréquent dans un pays aussi accidenté, où les vallées se croissent dans tous les sens, et où les sentiers de promenade circulent ici sous le couvert d'un rocher ou d'un abri naturel, plus loin sur des esplanades où l'air est plus vif) : alors les personnes qui étaient en transpiration ou simplement en moiteur et dont les vêtements étaient mal clos, ayant reçu un courant d'air sur le ventre, ont pris ce que j'appellerais volontiers un rhume d'entrailles. Les sujets qui sont atteints dans ces circonstances appartiennent aussi à toutes les catégories des malades ou des non malades; et on ne trouve que ce point commun entre eux, qu'ils ont commis les mêmes imprudences, souvent à la même promenade, etc. ; de même que, pour les précédents, on ne trouvait qu'une seule influence commune ayant pu produire le même effet sur tous, le refroidissement principalement du ventre ou des jambes, ou l'humidité aux pieds.

Il n'est pas rare que la cause du mal ait passé ina perçue, mais, en cherchant, on trouve toujours qu'elle a existé ; on est d'ailleurs renseigné par l'apparition simultanée du même dérangement chez plusieurs personnes qui sont d'ailleurs de situation très-différente.

Tout au plus les malades en traitement ont-ils une susceptibilité plus grande ; ils doivent en tous cas se garder davantage ; mais, lorsqu'ils sont atteints, c'est un inconvénient sans gravité ; le traitement commencé ne doit en être modifié que dans une seule circonstance, lorsque, sous l'influence probablement d'une légère constitution épidémique, qu'on ne constate que par ses effets, il survient une petite réaction fébrile, ou simplement un léger embarras gastrique.

Dans les cas simples, l'application sur le ventre d'une ceinture de flanelle chez les hommes, ou d'un large plastron à plusieurs doubles de flanelle, plus commode pour les femmes, suffit presque toujours pour faire cesser ce dérangement. Il est presque exceptionnel qu'il soit nécessaire d'employer en même temps le sous-nitrate de bismuth ou d'autres moyens pharmaceutiques. La ceinture ou le plastron de flanelle doivent être gardés le jour et la nuit, et encore pendant trois ou quatre jours après la cessation des accidents.

Pour se mettre en garde contre ces inconvénients, il serait bon que les personnes qui viennent à la Bourboule se munissent toujours de fortes chaussures et de vêtements de laine à la fois légers et propres à les préserver des refroidissements et de l'humidité.

Lersque la cure est prolongée autant que le permet la tolérance des malades (ce qui varie d'ordinaire entre vingt et trente jours), elle finit par provoquer brusquement un trouble général des fonctions du système nerveux et du système circulatoire, en même temps que de l'appareil digestif. Les malades perdent complètement l'appétit, ils ont peine à digérer ce qu'ils mangent; quelquefois leur langue devient saburrale, et ils ont de la diarrhée. Ils accusent aussi (je le dis tout de suite, pour n'y pas revenir) un malaise indéfinissable, de la lourdeur de tête, de l'oppression des forces; leur sommeil est entrecoupé de cauchemars ou d'insomnies ; ils ne goûtent plus de repos. Leur pouls devient petit, fréquent, tantôt accéléré, tantôt plus calme. Les lésoins dont ils sont atteints, quelle qu'en soit la nature, quel qu'en soit le siége, prennent un mauvais aspect, etc.

Si on suspend le traitement, tous ces dérangements cessent immédiatement ; si on veut le reprendre, même après un repos de quelques jours, les mêmes troubles se reproduisent; il semble que l'organisme soit saturé par l'eau minérale. La cure doit se terminer là.

Je dois signaler ici un autre fait qui me paraît avoir une grande importance pour l'histoire médicale de l'eau de la Bourboule:

Trois malades, qui avaient été envoyés à la Bourboule par M. le Dr Bourgade, et qui n'avaient usé de l'eau minérale qu'en boisson, auraient, vers le septième ou le huitième jour de la cure, éprouvé du côté du foie des accidents inflammatoires aigus, qui se seraient ensuite prolongés pendant plusieurs semaines, et qui auraient abouti enfin à une hépatite suppurée.

Je regrette de ne pouvoir pas donner ces observations plus en détail. Je ne les connais moi-même que par une communication verbale de M. Bourgade, et il ne m'en est resté qu'un souvenir succinct. Mais cette simple mention est encore suffisante pour fixer l'attention. Il est intéressant de la rapprocher de ce passage de Garrod : « Dans plusieurs cas..... j'ai eu plusieurs raisons de croire que l'arsenic avait produit un congestion notable et même une véritable inflammation du foie(1). » Il est vrai que l'auteur anglais ajoute : « il se peut néammoins qu'il n'y ait eu là qu'une simple coïncidence ; » et nous avons tout lieu de faire la même réserve.

Cependant je suis très-frappé de remarquer que le début des accidents inflammatoires observés par M. Bourgade a eu lieu vers le septième jour du traitement par l'eau de la Bourboule, époque où je dirai tout à l'heure qu'il se produit, surtout dans les parenchymes vasculaires comme est le foie, une excitation fluxionnaire pouvant aller jusqu'à l'hémorrhagie ou à l'inflammation, si elle n'est pas contenue dans de justes limites. Je remarque aussi que l'eau de la Bourboule renferme, avec d'autres principes minéraux, une proportion considérable d'arsenic. Or le foie est sur le chemin que suivent ces principes, lorsqu'ils sont introduits dans l'organisme par la boisson ; le foie est aussi sur une des voies de sortie par où ils sont éliminés ; et cette voie peut devenir la principale si les autres, la peau, les reins, les poumons, fonctionnent moins bien. Ces conditions me portent à conclure que si, dans les faits de Garrod et dans ceux de M. Bourgade, il n'y a eu que des coïncidences, il pouvait tout aussi bien y avoir des relations de cause à effet.

(1) La goutte, sa nature, son traitement,.. et le rhumatisme goutteux, par A. B. Garrod. — Trad. A. Ollivier. Paris, A. Delahaye, 1867, p. 638.

En conséquence, on jugera sans doute prudent, lorsqu'on administrera l'arsenic, de bien entretenir le fonctionnement de la peau et de veiller sur le foie, comme on veille sur les gencives quand on administre le mercure.

Les mêmes précautions devront être prises quand on usera de l'eau de la Bourboule en boisson. Si l'excitation prévue vient à se produire, je pense qu'avec de la prudence on devra toujours empêcher qu'elle n'aboutisse à des conséquences fâcheuses, soit qu'on modère les doses de l'agent médicamenteux, soit qu'on provoque une suractivité des autres émonctoires à l'aide des moyens balnéaires ou d'autres procédés appropriés.

Il se pourrait même que cette excitation, gouvernée méthodiquement, fût susceptible d'être utilisée pour le traitement d'affections du foie auxquelles l'eau de la Bourboule n'a pas encore été spécialement appliquée.

§ II. — *Effets produits sur les fonctions de l'appareil circulatoire et sur la nutrition en général.*

Les effets produits sur les fonctions de l'appareil circulatoire sont, comme les précédents, plus ou moins accentués, suivant la susceptibilité des sujets.

Il importe, dans tous les cas, de bien distinguer :

1° Les effets déterminés par une balnéation excitante, douches, bains chauds, etc., effets qu'on obtiendrait probablement aussi bien avec une autre eau chaude quelconque : ils consistent dans l'excitation des organes centraux de la circulation, cœur et gros vaisseaux ; ils sont dûs à l'action de la température et de la percussion, mais non pas à l'action spéciale de l'eau minérale. Nous n'avons donc à nous en occuper ici qu'accessoirement;

2° Et les effets qui peuvent être produits par la seule boisson de l'eau minérale, qui sont donc bien les effets propres à celle-ci; l'intervention des moyens balnéaires leur imprime seulement des modifications en plus ou en moins. C'est sur eux que doit se concentrer particulièrement notre attention : ils se manifestent presque exclusivement *du côté des petits vaisseaux et du réseau capillaire*, ainsi que *dans les phenomènes de la nutrition.* — Leur première apparition a lieu à la même époque où se manifestent les phénomènes d'excitation stomacale, ou très-peu de temps après.

A ce moment, *sans que l'impulsion cardiaque soit notablement plus forte*, les malades un peu impressionnables éprouvent une sensation de chaleur aux extrémités et à la face; et, s'ils ont quelque part une lésion à mode inflammatoire ou hémorrhagique, une simple disposition congestive, les phénomènes qui sont propres à celle-ci s'accentuent d'une manière très-appréciable : les couperoses acnéiques du visage s'empourprent; les sujets chez qui cette affection est encore à peine naissante deviennent plus colorés et se plaignent vivement d'éprouver comme une sensation de feu au visage; ceux qui ont des pharyngites chroniques accusent de même chaleur et gêne à la gorge, ce qui les porte à boire et à tousser davantage.

La voix prend une nuance de rudesse chez ceux qui ont de la laryngite; les sécrétions catarrhales du pharynx et des bronches sont momentanément un peu diminuées, et il s'y mêle, pendant deux ou trois jours, des traces de sang chez les malades hémoptoïques, etc.

On pourrait peut-être considérer comme procédant d'un même mécanisme des phénomènes purement subjectifs qui se produisent au même moment, ainsi : une légère recrudescence de toutes les douleurs, névralgies ou myosalgies, l'apparition, chez des sujets rhumatisants de sensations douloureuses en des points où il ne s'en était pas encore montré jusque-là, un peu d'agitation du sommeil et une certaine exaltation des dispositions psychiques propres à chacun, des battements dans un membre ou dans une articulation malade, un peu plus de raideur de celle-ci, etc.

Toutefois, je n'ai observé ces derniers phénomènes qu'à la Bourboule même, chez des malades qui faisaient en même temps usage des moyens balnéaires. Or, il faut bien reconnaître qu'outre que l'eau minérale possède une plus grande activité quand elle est bue à sa source, ses propriétés excitantes ont un plus libre jeu lorsqu'elles s'exercent dans un lieu où la pression atmosphérique est diminuée, comme on sait qu'elle l'est à la Bourboule ; et leur effet est encore augmenté quand intervient, en outre, une balnéation excitante, qui est en même temps cardio et vasculo-motrice.

Le médecin doit, en tous cas et surtout à la Bourboule, surveiller les phénomènes congestifs et les modérer s'ils dépassent une juste limite ; car, si on les laisse devenir exagérés, ils aboutissent, dans certaines circonstances, à des accidents formidables : hémoptysies excessives chez des phthisiques, explosion d'accidents inflammatoires dans des parenchymes qui y sont disposés dans un poumon tuberculeux, par exemple, peut-être dans le foie, comme il a été dit précédemment, etc. Alors le traitement, qui devait être utile au malade, tourne à son plus grand dommage.

Mais il doit toujours dépendre d'une administration bien ordonnée d'éviter ces inconvénients. Il vient tous les jours à la Bourboule des malades à dispositions hémorrhagiques les plus accentuées, des phthisiques en plein cours d'hémoptysies, des anémiques ayant des métrorrhagies ou des épistaxis à tout propos, etc.: lorsqu'ils sont dociles et que leur traitement est gouverné avec circonspection, non-seulement leurs hémorrhagies ne sont pas augmentées, mais elles ne tardent pas à être suspendues complètement.

En effet, il arrive ici ce que nous avons vu se produire du côté de l'estomac : après ce passage difficile du quatrième au huitième jour environ, les phénomènes d'excitation s'apaisent, et la tolérance s'établit d'ordinaire jusqu'à la fin de la cure.

J'ai rencontré cependant quelques malades chez qui de nouvelles poussées, analogues à la première, mais de moins en moins fortes, se reproduisaient tous les cinq ou six jours ; et cette marche insolite n'était due ni à leur maladie, ni à leur constitution, ni à leur âge, car elle se présentait en même temps dans les situations les plus diverses, chez des asthmatiques, chez des malades atteints de tumeur blanche, de psoriasis, etc. Seulement, comme presque tous les faits de ce genre se sont présentés à mon observation par séries et aux mêmes époques, il m'a semblé plus naturel de les rattacher à une constitution médicale spéciale, dont la condition m'avait échappé. Il est remarquable d'ailleurs que, chaque année, tous les traitements faits à la Bourboule présentent quelque chose de particulier dans les circonstances secondaires qui les accompagnent.

Les phénomènes fluxionnaires dont je viens de parler sont immédiatement suivis de phénomènes résolutifs, à moins qu'il n'intervienne une autre excitation accidentelle ou artificielle ; et c'est alors aussi que les affections locales, dont sont atteints les malades, commencent à s'amender.

On voit les tissus accessibles aux regards perdre leur consistance et puis leur rougeur, et ce travail s'accomplit manifestement de la profondeur à la superficie. Ainsi, les papules du lichen, même les tubercules du lupus, les boutons d'açné, etc., qui avaient d'abord été gonflés et plus rouges, s'affaissent peu à peu. Dans certaines formes de psoriasis, les taches rouges sur lesquelles reposent les exfoliations épidermiques, et qui avaient d'abord présenté une certaine turgescence, deviennent aussi plus effacées ; leur rougeur n'est plus qu'à la surface, elle disparaît sous la pression, et les sensations de brûlure et d'élancements, dont elles étaient devenues momentanément le siége, sont remplacées par un prurit franc, comme il s'en produit plutôt dans les affections les plus superficielles de la peau : les points congestionnés du poumon se dégorgent, les articulations malades reprennent du jeu, etc..

Les produits de sécrétion des affections sécrétantes de la peau ou catarrhales des muqueuses deviennent en même temps plus abondants, mieux liés et plus faciles à détacher. L'expectoration est modifiée dans ce sens dans les bronchites et les pharyngites chroniques. Dans ces dernières, l'aspect tomenteux et violacé du pharynx fait place à une rougeur plus vermillonnée, sur laquelle tranche alors nettement dans la plupart des cas un réseau capillaire variqueux. Les ulcères de mauvaise nature se détergent et tendent à bourgeonner. Il s'accomplit sur les productions morbides les plus diverses un travail d'élimination, dont l'effet ne tarde pas à être très-appréciable : les verrues disparaissent; les séquestres osseux s'ébranlent et finissent par tomber; on a même vu des tumeurs épithéliales superficielles se détacher, en laissant une surface bourgeonnante de bon aspect, et c'est sans doute à des faits de ce genre qu'il faut attribuer la croyance autrefois accréditée à la Bourboule, que l'eau minérale était efficace contre le cancer.

Lorsque de nouvelles poussées congestives reviennent au cours du traitement, si elles sont spontanées, je veux dire si elles ne résultent pas d'un écart de régime ou du traitement, elles ne font qu'entrecouper le développement des phénomènes résolutifs, lesquels reprennent leur cours après elles et paraissent même en recevoir un redoublement d'intensité.

On peut trouver profit à imiter ces alternatives naturelles, en provoquant artificiellement, à l'aide des moyens balnéaires appropriés, une excitation circulatoire qu'on rend générale ou locale, continue ou intermittente, et dont on modère l'intensité suivant les besoins, ainsi que suivant le degré de tolérance du malade ou de l'organe qui y est soumis.

Une pareille excitation pouvant provenir d'autres circonstances accidentelles, comme un refroidissement, un écart de régime, un exercice trop violent, il importe de la prévoir, afin de la contenir au besoin. Son excès aurait, en effet, des conséquences aussi fâcheuses que l'excès des phénomènes fluxionnaires, résultant de la seule boisson de l'eau minérale.

On doit s'en garder, surtout dans les circonstances où le moindre surcroît d'activité cardio-vasculaire est à redouter, par exemple, chez les sujets qui ont encore actuellement des accès de fièvre intermittente, ou qui en ont eu récemment; chez ceux qui sont sous la menace d'une hémorrhagie, hémoptysie, épistaxis, métrorrhagie, rectorrhagie, etc.; dans certains cas de palpitations cardiaques et dans les affections organiques du cœur: — dans tous ces cas, en effet, autant l'usage méthodique de l'eau de la Bourboule est bien indiqué, autant les procédés balnéaires perturbateurs et les autres influences dont je viens de parler sont rigoureusement contre-indiqués.

A côté des phénomènes précédents, qui peuvent être suivis en détail parce qu'ils sont simples et se réalisent en quelque sorte sous le regard de l'observateur, il s'en accomplit d'autres dans l'intimité des tissus, qui sont plus complexes, et que nous ne pouvons apprécier qu'indirectement, d'après leurs conséquences; ce sont les faits relatifs aux modifications de la nutrition en général et du renouvellement des tissus en particulier.

Pour pénétrer dans le secret de leur mécanisme, il sera nécessaire de pratiquer l'analyse des produits de désassimilation et d'élimination rejetés par l'urine, la sueur, l'expectoration, etc. Ce travail n'a pas encore été fait. Mais voici, en attendant, des faits de clinique qui jettent quelque lumière sur ce sujet.

Sous l'influence de l'eau de la Bourboule, il est très-ordinaire que le poids du corps subisse des changements en plus ou en moins. Le plus souvent, les sujets qui n'ont pas dépassé le terme de la croissance augmentent de poids. Ceux qui ont plus de 25 ou 30 ans diminuent plus habituellement, surtout lorsqu'ils sont polysarciques ou simplement à prédominance de tissu graisseux. D'autres, qui étaient en voie de décroissance rapide, s'arrêtent ou au moins se ralentissent sur cette pente : la mesure de diminution de leur poids devient de moins en moins forte. Tels sont du moins les résultats qui ressortent des pesages nombreux que j'ai effectués jusqu'à présent.

Les malades atteints de diabète sucré ou d'albuminurie tirent grand profit de l'usage de l'eau de la Bourboule. M. Gueneau de Mussy et M. Gubler la recommandent tout particulièrement contre ces maladies.

Il semble donc que cette eau judicieusement administrée sollicite l'organisme à reprendre l'équilibre normal de sa nutrition, en imprimant une suractivité: d'une part à la production, à l'achèvement des éléments ou des tissus dont il se trouvait accidentellement démuni, d'autre part à l'élimination de ceux qui s'y étaient accumulés en excès.

Ainsi, à côté de ces jeunes sujets, chez qui elle ramène l'agmentation de poids et de volume qui est la loi de leur âge, nous remarquons qu'elle entraîne les anémiques décolorés à reprendre de la force et du teint en faisant des globules sanguins; sous son influence, les ulcérations tendent à se cicatriser, les cicatrices vicieuses à se raffermir; les enfants dont une partie du corps, une jambe, une cuisse, un bras, une épaule, etc., a subi un arrêt de développement, regagnent peu à peu ce qui leur manquait dans ces parties; le cal tend de même à se former dans les cas de fractures non consolidées, les os à se raffermir dans le rachitisme, etc. Il est vrai que, dans les cas de rachitisme que j'ai eu à traiter à la Bourboule, j'ai administré le phosphate de chaux à forte dose à l'intérieur, en même temps que je soumettais les malades à l'usage de l'eau minérale sous toutes les formes, mais l'amélioration est toujours venue alors avec une rapidité telle que l'influence favorable de celle-ci m'a paru être considérable.

D'un autre côté, en même temps qu'on voit à la Bourboule les sujets âgés, chez qui l'accumulation du tissu graisseux sans profit pour la force, témoigne seulement d'un amoindrissement de la vitalité, se débarrasser de ce produit d'ordre inférieur, en même temps qu'ils reconquièrent l'intégrité de leurs fonctions : appétit, digestion, sommeil, forces générales, etc., il faut noter que les empâtements œdémateux s'effacent, aussi bien que les engorgements vasculaires chroniques des muqueuses et des parenchymes ; les ganglions tuméfiés entrent en résolution ; les périostites et les ostéites chroniques tendent à se dissiper ; les séquestres osseux se détachent, les cals difformes s'atténuent, les raideurs articulaires s'assouplissent, et même, dans beaucoup de cas où on avait pu croire à une ankylose définitive, par exemple après la contention trop prolongée d'une articulation dans un appareil immobilisateur à la suite d'une fracture, la mobilité articulaire se rétablit, les épaississements osseux et fibreux, même les dépôts tophacés qui obstruent et déforment les articulations dans les formes atoniques de la goutte, ainsi que dans le rhumatisme chronique (1), entrent manifestement en résolution.

(1) Tous les rhumatismes noueux que j'ai eu l'occasion de trai-

C'est qu'en effet tous ces états morbides, malgré les différences de siége, de cause, de modalité qui apparaissent entre eux, sont, comme lésions organiques, justiciables des deux grandes actions thérapeutiques que nous voyons toujours l'eau de la Bourboule produire ensemble partout où elle est employée, avec prédominance de l'une ou de l'autre, suivant la maniére dont on l'applique :

1° Action stimulante ou excitante ;

2° Action résolutive, fluidifiante ou altérante.

Mais cette considération montre, en même temps, qu'un agent capable de produire, suivant les circonstances et suivant son mode d'emploi, des effets aussi différents, est une arme à double tranchant qui a besoin d'être maniée avec discernement, pour n'être pas malfaisante et pour donner tous les résultats qu'on peut en attendre.

§ III. — *Effets produits sur les fonctions du système nerveux.*

J'ai déjà dit quelles sensations l'eau de la Bourboule excite sur le goût, l'appétit, etc. — J'ai indiqué aussi

ter à la Bourboule ont été modifiés d'une manière très-appréciable dès la première cure. Parmi eux pourtant, il s'en est trouvé de très-graves qui affectaient à la fois toutes les articulations, grandes et petites, et qui rendaient les malades complètement impotents. Je n'ai pas encore suivi d'observations pendant assez longtemps pour qu'il me soit permis de dire jusqu'à quel point l'amélioration peut être portée par des cures successives. Mais je crois d'autant plus utile de poursuivre les recherches dans ce sens que la médecine ordinaire est malheureusement trop désarmée contre le rhumatisme noueux, et que les médications qu'on peut lui opposer à la Bourboule sont tout à fait rationnelles.

les sensations de chaleur et d'élancements qui accompagnent les phénomènes fluxionnaires déterminés par le traitement de la Bourboule, au moment et aux endroits où ces phénomènes se produisent. On comprend en effet qu'une congestion du foie donne lieu à des points de côté, une congestion localisée des poumons à des douleurs thoraciques ; que les sensations qui se rattachent à une périostite, à une ostéite, à des arthrites, etc., et qui varient avec la forme et le degré d'inflammation de celles-ci, varient aussi avec l'excitation et la résolution qui leur sont imprimées. En général ces douleurs n'ont qu'une courte durée.—Les affections à mode congestif de la peau et des muqueuses de rapport, particulièrement celles que M. Bazin a rattachées à l'arthritis, deviennent le siége de sensations qui se modifient en même temps que l'affection elle-même : sensation de cuisson d'abord, quand le bain ou les lotions ont fait tomber les croûtes ou les écailles et mis à nu des surfaces plus ou moins vives ; sensation d'élancement, lorsque l'excitation fluxionnaire s'accentue au siége de l'affection; sensation de prurit franquand l'affection tendant à disparaître et s'effaçant de la profondeur à la surface est devenue tout à fait superficielle.

J'ai parlé encore du redoublement momentané des myosalgies et des névralgies, ainsi que de l'apparition d'autres douleurs du même genre, en des points où il ne s'en était pas encore manifesté chez des rhumatisants, de telle sorte que cette médication semble être comme une pierre de touche qui fait apparaître les douleurs rhumatismales qui n'étaient encore, pour ainsi dire, qu'en germe. Ces douleurs s'apaisent d'ordinaire bien avant la fin de la cure, et ensuite le malade reste pendant assez longtemps beaucoup moins disposé à en contracter d'autres semblables.

Les malades atteints de cystite chronique ont bientôt des douleurs, comme celles auxquelles donne lieu la cystite aiguë. Ces douleurs, auxquelles se joint le besoin fréquent et impérieux d'uriner, rendent la cure difficile à supporter, et durent souvent autant qu'elle ; je ne les considère néanmoins que comme une difficulté, et non pas comme une contre-indication du traitement, car elles cessent dès qu'on le suspend, et la vessie est d'autant plus dégagée qu'il a été plus complètement exécuté, malgré toutes les entraves.

J'en dirai autant des affections de l'utérus et de ses annexes et des sensations qui les accompagnent. De grands ménagements sont nécessaires, quand on traite ces affections à la Bourboule, pour ne pas éveiller ou surexciter les sensations de pesanteur et d'excitation qui ont leur siége dans les régions pelvienne, vulvaire et crurale ; on a, en même temps, à calmer l'état de mélancolie, de nervosisme dont ces malades souffrent toujours plus ou moins, mais qui paraît êtrealors plus accentué, et qui consiste en tristesse, inertie, abattement, quelquefois interrompu par de l'agitation psychique et physique et par les manifestations d'une extrême impressionabilité, d'une humeur plaignante, larmoyante même, ou très-irritable.

Les hypochondriaques paraissent aussi éprouver à la Bourboule un surcroît des préoccupations inquiètes et des malaises vagues qui leur sont propres. J'ai vu enfin une disposition nerveuse semblable ou très-analogue se manifester pendant la cure, chez des malades atteints de cachexie paludéenne qu'ils avaient contractée en général hors de France, au Sénégal, à Mayotte, dans l'Amérique du Sud, etc.

Le seul inconvénient de ces malaises est de rendre le traitement très-laborieux, surtout peut-être pour le médecin à qui il faut beaucoup de patience et de commisération pour ne pas abandonner des malades devenus parfois fort difficiles à diriger, soit à cause des découragements excessifs auxquels ils s'abandonnent, soit en raison de l'impatience non moins excessive avec laquelle ils réclament une guérison qui est nécessairement lente à venir.

J'ai signalé ces phénomènes, parce qu'ils sont réellement produits par l'eau de la Bourboule, surtout lorsqu'elle est prise à la source et que son action est renforcée par l'intervention des moyens balnéaires; mais je suis loin de les considérer comme étant particuliers à l'action de cette eau, ou comme résultant d'une influence directe, immédiate, qu'elle exercerait sur le système nerveux.

Il est évident, en effet, au moins pour un certain nombre d'entre eux, qu'ils ne sont que la conséquence d'une modification des actes circulatoires ou nutritifs précédemment indiquée; et on pourrait sans doute les obtenir de même, chacun en particulier, à l'aide d'autres modificateurs qui porteraient spécialement leur action, soit sur des organes digestifs, sur un foie, sur des poumons, des os, des articulations, un tégument, un utérus, une vessie rendus déjà plus irritables par leur état d'inflammation chronique, etc.

Les faits suivants dérivent peut-être d'une action plus spéciale.

Parmi les affections démangeantes de la peau, certaines formes d'urticaire, de prurigo, de lichen et d'eczéma deviennent, au bout de quelques jours du traitement interne et externe par l'eau de la Bourboule, le siége d'une démangeaison franche, comme celle que détermine le passage d'un insecte ou d'une barbe de plume sur les parties les plus délicates du tégument. Cette sensation prend une intensité qui la rend insupportable.

Elle est surtout accentuée pendant la nuit et empêche complètement le sommeil ; les malades ne peuvent résister au besoin de se gratter ; ils se déchirent la peau avec leurs ongles ou avec des linges rudes, sans obtenir d'apaisement : enfin le traitement se trouve sérieusement entravé, et l'emploi le plus large des embrocations anesthésiques n'arrive pas toujours à procurer un apaisement suffisant pour qu'on puisse continuer la cure jusqu'au bout.

J'ai particulièrement observé ce fait dans la forme d'eczéma qui est symétrique, qui occupe le creux des jarrets, la saignée des bras, le tour des orifices naturels, dont les bords sont mal limités, etc., cette forme enfin, à laquelle M. Bazin a réservé le nom d'eczéma herpétique ; tandis que les eczémas circonscrits, irrégulièrement disséminés sur le corps, etc., ceux que M. Bazin considère comme étant de nature arthritique, présententent la série des sensations précédemment décrites et en tous cas ne donnent jamais lieu aux atroces démangeaisons dont il s'agit ici.

Au contraire, le prurit des affections parasitaires, pityriasis versicolor, teigne tonsurante, favus, pelade, etc., disparaît avec la cause qui l'entretenait, sous l'influence de simples bains ou lotions avec l'eau de la Bourboule.

Certains sujets impressionnables, lorsqu'ils prennent des bains d'eau de la Bourboule, éprouvent pendant les premiers jours, et surtout par les temps d'orage, des sensations à la peau qui sont fugaces, disséminées, réitérées et analogues à celle que produit la faradisation.

Quelques-uns, et il m'a semblé que c'étaient surtout les hommes de cabinet, après leurs premiers bains, ressentent tout d'abord une sorte de bien-être, d'alacrité, qui leur fait trouver du plaisir à agir, à se promener, etc. Mais cette sollicitation au mouvement ne tarde pas à devenir gênante par sa persistance : elle dégénère parfois en inquiétudes dans les membres et dans le dos ; dans les cas extrêmes, elle amène de la jactitation, de petits mouvements involontaires, brusques, restreints, du genre de ceux qu'on voit dans la chorée ; enfin, quand la lassitude arrive, le patient n'obtient de bon repos, ni assis, ni couché, ni debout ; il est agité pendant la nuit, d'autant plus que son sommeil est en même temps très-léger.

Ces effets surviennent même après un seul bain très-tempéré et de courte durée ; mais ils ne s'accentuent pas beaucoup ensuite et ils finissent plutôt par s'atténuer, quand on continue le traitement. Il est remarquable qu'ils se manifestent de nouveau ou avec plus d'intensité quand le temps est orageux ; alors aussi d'autres personnes, qui n'avaient rien ressenti jusque-là, accusent des sensations plus ou moins fortes, du même ordre que celles que je viens de dire. J'ai toujours observé d'ailleurs que, par les temps d'orage, tous les baigneurs sont disposés à abréger leur bain, le trouvant plus chaud que ne témoigne le thermomètre ; même ils ne peuvent pas endurer la douche qu'ils toléraient très-bien la veille et qu'ils accepteront facilement le lendemain ; ils sont inquiets pendant tout le jour, et ils passent une nuit médiocre ou mauvaise. Au surplus, ces petites perturbations ne paraissent pas avoir d'autre inconvénient que le malaise qu'elles procurent.

A côté des hommes valides qui sont ainsi éprouvés, on voit des paralytiques recouvrer, au cours même d'une première cure, une partie de la force et des mouvements de leurs membres, et cette amélioration continue à progresser quand ils reviennent chex eux. Les malades que j'ai vus se comporter de la sorte étaient généralement des paraplégiques, présentant en même temps d'autres manifestations rhumatismales non équivoques, ou bien ayant évidemment contracté leur paralysie après avoir subi sans mesure l'influence de l'humidité ou des refroidissements.

Quant aux malades qui, avant leur traitement, souffrent d'une impressionabilité excessive du système nerveux en général, ou de troubles spéciaux, névralgies, spasmes, convulsions choréiques et même épileptiques, dyspnées, migraines, insomnie, etc., lorsque ces dispositions sont subordonnées en tout ou en partie à un état d'anémie ou de cachexie justiciable de la médication reconstituante, ils obtiennent promptement un apaisement, en même temps que leur état général est modifié. Il est seulement nécessaire de ne pas les soumettre trop brusquement à des moyens trop violents et de bien graduer l'usage de la balnéation excitante.

§ IV. - *Effets sur la peau.*

Quand l'eau de la Bourboule est employée sous forme de lotions, bains à l'hydrofère, bains liquides et douches diverses, son premier effet est de débarasser la peau des produits qui sont déposés à sa surface, non-seulement des croûtes, des écailles et des crasses, mais encore des produits parasitaires.

L'impression générale qu'elle procure aux personnes qui s'y baignent est une impression agréable, résultant à la fois de ce qu'elle est très-onctueuse, très-limpide, qu'elle blanchit la peau et lui procure une grande souplesse.

Les affections parasitaires les mieux déterminées la teigne tonsurante, le favus et même la pelade, m'ont toujours paru céder à son emploi prolongé, soit qu'elle possède une action parasiticide, soit que, sous son influence reconstituante, l'organisme subisse une modification telle qu'il n'offre plus aux parasites un terrain favorable à leur entretien et à leur prolifération ; car on sait que cette question de terrain a une imporportance considérable, même dans les affections parasitaires, dans le favus en particulier, et surtout dans la pelade.

Certaines dispositions de nature mal déterminée, par exemple celle qui consiste à faire à tout propos de l'herpès localisé rebelle, sont heureusement modifiées par son usage interne et externe. Je dois à l'obligeance du Dr Autoine Blatin, de Clermont-Ferrand, la communication d'un fait concluant dans ce sens : il s'agissait d'un jeune homme très-robuste et jouissant d'ailleurs d'une magnifique santé, qui était sujet à avoir de l'herpès preputialis tellement malin que tous les topiques, même les plus énergiques, même le fer rouge, avaient été trouvés impuissants à arrêter sa marche envahissante. Chaque poussée se prolongeait ainsi fort longtemps et laissait après elle de véritables pertes de substance. Les dernières ont été immédiatement modifiées et guéries par l'usage de l'eau de la Bourboule; et, quand le malade a pu faire une cure à la Bourboule même, il est resté ensuite pendant plus longtemps affranchi du retour de nouvelles poussées.

Voici un autre fait qui paraîtra sans doute significatif, si on le considère comme lié à l'élimination par la peau des principes minéraux, particulièrement de l'arsenic contenu dans l'eau de la Bourboule : il a consisté dans l'émission d'une odeur alliacée très-nette fournie par la sueur de deux malades, principalement par la sueur des aisselles, entre le quatrième et le huitième jour de la cure.

Je n'ai observé ce phénomène que ces deux fois, mais j'ajoute que, l'ayant minutieusement examiné chacune des deux fois, je l'ai trouvé exclusivement subordonné à l'usage de l'eau minérale. On remarquera aussi qu'il s'est produit à la même époque que les accès d'hépatite dont il a été parlé plus haut et qu'il n'a duré que trois ou quatre jours. Je dirai plus loin qu'une odeur semblable a été constatée par M. Martin-Damourette dans l'haleine de malades qui buvaient l'eau de la Bourboule; elle a été trouvée aussi, mais sans les mêmes garanties de certitude, dans l'urine d'un malade qui faisait une cure complète à la Bourboule.

La plupart des autres phénomènes qui s'accomplissent du côté de la peau, étant en même temps des phénomènes d'ordre nerveux ou circulatoire, ont été déjà exposés dans les pages qui précèdent, et je ne puis y revenir sans répéter ce qui a été dit. Je dois pourtant les rappeler ici, à cause de l'intérêt qui s'attache à leur rapprochement.

A la suite des premiers bains, quelques personnes très-impressionnables éprouvent des sensations comparables à celles que procure la faradisation, mais plus disséminées, isolées, rapides, et qui diminuent graduellement les jours suivants.

Les mêmes personnes et même d'autres, accusent encore des sensations analogues, les jours où le temps est orageux, pendant le cours de leur traitement.

Ces jours là aussi, l'impression produite sur la peau par le contact de l'eau minérale chaude provoque généralement la surprise et l'impatience de tous ceux qui s'y baignent.

Les affections cutanées franchement prurigineuses, autres que les parasitaires, les herpétides de M. Bazin, l'urticaire, les prurigo, le lichen et surtout l'eczéma herpétique, ne tardent pas à devenir le siége de démangeaisons atroces qu'il est quelquefois impossible d'apaiser et qui peuvent aller jusqu'à obliger de suspendre le traitement, malgré l'efficacité qu'il aurait sans cela.

Il serait à désirer que les établissements de la Bourboule fussent outillés de manière à permettre d'administrer couramment à ces malades des bains où l'eau minérale serait mélangée d'eau douce, même des bains d'eau douce pure ou additionnée d'amidon, de tilleul, etc. Cette médication externe purement calmante trouverait aussi son application dans bien d'autres traitements, en particulier dans celui des affections utérines et vésicales : et elle permettrait de continuer la cure par l'eau en boisson, qui a par elle-même une puissante efficacité.

Vers le quatrième ou le cinquième jour de la cure, un très-grand nombre de personnes éprouvent de la chaleur aux extrémités et à la face. En même temps aussi les affections cutanées à mode congestif, les arthritides de M. Bazin, ainsi que d'autres éruptions, qui d'ordinaire sont tout à fait indolentes, donnent lieu à des sensations de cuisson, d'élancement, après lesquelles viendront quelquefois d'autres sensations de prurit léger.

C'est ainsi que beaucoup de taches de psoriasis, modifiées par le traitement de la Bourboule, passent par cette série de sensations avant de disparaître.

L'hyperesthésie particulière à des cicatrices difformes diminue souvent, en même temps que le tissu inodulaire devient un peu plus compacte et plus régulier. Celle des ulcères de mauvais aspect, ulcères scrofuleux et même syphilitiques, s'apaise plus promptement et plus complètement. Les malades qui, au début, appréhendaient le moindre contact, arrivent à très-bien supporter même l'emploi local de la douche, lorsqu'il est jugé opportun.

Un petit nombre de personnes qui ont la peau fine, transparente, et chez qui le système circulatoire est très-développé, présentent quelquefois, tantôt des plaques de rougeur comme marbrées, plus ou moins nombreuses, ou bien un petit tacheté rosé sur toute la peau, avec accumulation plus grande dans quelques régions. Ces éruptions sont très-superficielles et très-éphémères ; elles coïncident d'ordinaire avec les poussées fluxionnaires du quatrième au sixième jour. Je ne les ai encore observées que chez des personnes soumises à l'usage des moyens balnéaires.

Vers le quatrième jour encore, les affections cutanées à mode congestif ou inflammatoire deviennent comme turgescentes : la couperose du visage, les boutons d'acné, le lupus érythémateux et le tuberculeux, les plaques d'eczéma circonscrit paraissent être gorgés de sang, après quoi ils s'affaissent sensiblement. Mais ce qu'il y a de caractéristique dans la marche régressive que suivent alors les éléments éruptifs, c'est que *leur coloration ne s'atténue que par la diminution de leur consistance, de leur épaisseur* ; et, à tout prendre, cette coloration, qui est toujours celle que produit un excès de vascularisation, est un des derniers symptômes à disparaître.

Ainsi, dans le psoriasis, voici des particularités qui me semblent bien caractériser la dégradation progressive des taches squameuses élémentaires : après la chute des écailles, la coloration de ces taches, indépendamment de ce qu'elle est plus obscure, plus foncée, reste permanente, même sous la pression ; peu à peu cette coloration, qui paraît toujours être la même à distance, pâlit de plus en plus si on comprime ou si on étire la peau ; plus tard, apparaît sur un fond uni, qui blanchit complètement par la pression, un piqueté plus sombre et formé d'éléments disséminés, qui gardent même sous la pression une rougeur foncée au centre, atténuée sur les bords ; et, par dessus le tout, un épiderme transparent, mobile, fin et luisant comme une pelure d'oignon.

Lorsque cette pellicule épidermique se fendille sous les grattages ou autrement, ce qui n'est pas rare, il en résulte un léger suintement de sang et des sensations de gerçure assez vives. — Bientôt des intervalles plus pâles et puis complètement blancs viennent marqueter, fragmenter les taches; les parties restées rouges pâlissent à leur tour, et alors il n'y a plus trace de rien.

En même temps, on voit fréquemment apparaître de nouvelles taches dans l'intervalle des anciennes; mais celles-ci ont une évolution rapide et disparaissent comme les précédentes.

Les formes de psoriasis où cette succession de phénomènes est le mieux accentuée, ainsi que la forme humide qui se rapproche de l'eczéma, m'ont paru être celles sur lesquelles l'eau de la Bourboule exerce une action plus promptement et plus manifestement efficace.

Néanmoins, même dans ces cas, la marche est lente et la guérison difficile à obtenir. Je dois même avouer qu'en raison de cette lenteur les traitements de psoriasis que j'ai vu faire à la Bourboule depuis plusieurs années, m'ont procuré une réelle déception. Les effets obtenus ont été sérieux, eu égard à la ténacité désolante de l'affection, mais je les attendais plus rapides.

L'importance du sujet réclame que j'entre ici dans de plus amples explications.

Quand, en 1866 et 1867, l'eau de la Bourboule commença à être employée dans les hôpitaux de Paris et entra par là dans la grande pratique médicale, M. Bazin l'avait d'abord administrée en boisson et en bains à l'hydrofère contre le psoriasis herpétique, et il avait eu des succès très-frappants, si bien qu'il put penser un moment qu'il avait trouvé là un remède certain à opposer à cette maladie. D'autre part, ce que je savais par la tradition de mon oncle, l'ancien médecin de la

Bourboule, me confirmait moi-même dans cet espoir. Mais plus tard, M. Bazin ayant envoyé à la source même un certain nombre de malades atteints de psoriasis, fut surpris de les voir revenir sans rapporter une amélioration aussi grande que celle qu'il attendait.

C'est à ce moment que je revins moi-même à la Bourboule ; et, depuis lors, ce problème est certainement de ceux qui m'y ont le plus préoccupé. J'ai apporté à son examen la compétence que peuvent donner plusieurs années d'études assidues à l'hôpital Saint-Louis et, je puis le dire, un vif désir de trouver une solution favorable. D'accord avec M. Bazin, j'ai varié les modes d'application de l'eau minérale. Après avoir vainement employé les procédés généralement mis en usage, j'ai essayé tous ceux qui étaient rationnels, et que permettait l'installation rudimentaire de nos établissements de bains, sans m'arrêter à d'autre limite que celle de la tolérance des malades ; enfin nous n'avons pas obtenu plus que ce que j'ai dit plus haut.

Mais, même en restreignant ainsi la valeur absolue de l'eau de la Bourboule dans le cas qui nous occupe, il faut conserver la part qui doit être faite à sa valeur relative.

Pour apprécier cette valeur comparativement à celle des autres eaux minérales qu'on emploie aussi dans le traitement du psoriasis, je pense que c'est aux médecins qui adressent en même temps des malades dans ces diverses localités, qui disposent par conséquent des meilleurs éléments de comparaison, qu'il appartiendra de se prononcer. Mais je dirai que j'ai vu à la Bourboule un certain nombre de malades qui étaient allés précédemment à d'autres eaux minérales, principalement à Luchon, Baréges, Cauterets, Louesche, Aix-la-Chapelle, Kreutznach, Uriage, etc., et qui tous m'ont témoigné que l'effet obtenu à la Bourboule, alors même qu'il restait incomplet, était toujours aussi considérable, souvent plus considérable, que celui qu'ils avaient eu ailleurs; plusieurs même qui étaient allés à Aix-la-Chapelle et à Kreutznach se plaignaient d'y avoir éprouvé des malaises qu'ils n'ont pas eus à la Bourboule.

Quant à l'action comparative de l'eau de la Bourboule et des moyens pharmaceutiques, d'après ce que j'ai vu jusqu'ici, je la résumerais volontiers dans ces deux propositions :

— Le traitement pharmaceutique débarrasse plus rapidement la peau, mais souvent c'est au détriment de la santé générale;

— Le traitement de la Bourboule sagement gouverné atténue plus lentement l'éruption de psoriasis; mais jamais ce n'est au sacrifice de la santé générale qui est, au contraire, toujours améliorée ou affermie.

Ainsi, pour ne citer que deux exemples, qui comprennent chacun toute une catégorie de faits, des malades très-sensibles à l'action des préparations arsenicales artificielles, qui ont, sous leur influence, des dyspepsies, des dérangements d'entrailles, de la stomatite, des taches bronzées de la peau, etc., arrivent à se débarrasser de leur éruption par l'eau de la Bourboule sans subir aucun de ces inconvénients; d'autres qui sont exposés, toutes les fois que leur éruption disparaît par les traitements ordinaires, à avoir de l'oppression, même de la toux, de la bronchite, des tournements de tête, de la céphalalgie, et jusqu'à de la difficulté du travail intellectuel, n'éprouvent rien de semblable lorsque leur peau est dégagée par l'usage de l'eau de la Bourboule.

Assurément je ne veux rien exagérer. Je ne prétends pas dire que les traitements ordinaires aient toujours ces inconvénients, mais ils les ont assez souvent; or, je ne pense pas que l'eau de la Bourboule les occasionne jamais. — Par contre aussi, tous les psoriasis ne cèdent pas avec la même facilité à l'emploi de l'eau de la Bourboule : quelques-uns s'amendent assez rapidement ; d'autres résistent davantage ; d'autres enfin paraissent être absolument rebelles.

Encore une fois cette question est toujours à l'étude.

Il est intéressant, en effet, de savoir si l'opinion qu'on a eue autrefois de l'efficacité exceptionnelle de l'eau de la Bourboule contre le psoriasis n'a été qu'une illusion?

Si, au contraire, cette efficacité a été plus grande autrefois qu'elle n'est aujourd'hui, cela ne tenait-il pas à des circonstances particulières qui existaient alors et où nous devrions chercher à nous replacer?

Je suis très-disposé à admettre cette dernière opinion. Au cas même où elle se trouverait mal fondée, elle aurait du moins l'avantage d'appeler de nouvelles recherches qui ne peuvent qu'être avantageuses à d'autres points de vue. Voici d'ailleurs les principaux motifs qui l'appuient.

J'ai déjà dit qu'autrefois les conditions de captage et d'aménagement de l'eau de la Bourboule étaient différentes de celles qu'on a établies depuis. L'eau minérale venait spontanément jaillir au niveau du sol, après avoir traversé un banc assez fort de terrains sédimentaires, dans l'intérieur desquels on a découvert des empreintes de matières organiques végétales, feuilles, branchages, etc.

Les conduits que depuis des siècles elle s'était ménagés dans ce milieu ont été trouvés aussi revêtus d'une couche épaisse de cette espèce de limon savonneux que l'eau minérale dépose à la longue toutes les fois que son écoulement est entravé. Cette substance, dont nous ignorons la nature, était autrefois très-recherchée à la Bourboule : on lui attribuait des propriétés curatives encore plus grandes qu'à l'eau minérale; et on l'employait sous forme de cataplasmes, quand on pouvait se la procurer, c'est-à-dire au commencement de la saison des bains, avant qu'ont eût nettoyé les petits bassins où l'eau minérale l'avait déposée en coulant tranquillement pendant l'hiver.

Aujourd'hui, les puits qu'on a creusés jusqu'à une profondeur d'environ 50 mètres ayant ouvert des issues plus faciles à l'eau minérale, celle-ci a abandonné ses anciennes voies et les dépôts qui s'y étaient accumulés.

Or ces dépôts ne lui communiquaient-ils aucune propriété nouvelle? et à leur contact prolongé les propriétés natives de l'eau n'étaient-elles aucunement renforcées? — Telle est le première question qui se présente.

En second lieu, les bains qu'on prenait autrefois à la Bourboule n'étaient pas autre chose que des bains de piscine. Le petit établissement qui existait alors se composait d'une salle unique, autour de laquelle il y avait huit baignores, communiquant entre elles, c'est-à-dire huit compartiments de piscine, où circulait une eau qui était la même partout. La pièce commune était voûtée. On l'aérait, on la ventilait largement, chaque jour, pendant tout l'intervalle du service de bains; mais, tant que durait ce service, son atmosphère ne se renouvelait qu'autant qu'il était strictement nécessaire : la vapeur d'eau et l'eau poudroyée que rejetaient les douches y entretenaient alors une buée chaude permanente. — N'y avait-il encore là rien qui pût influencer particulièrement les malades?

Il est à remarquer que, dans ces circonstances, l'eau minérale était employée à sa sortie des canaux naturels garnis du limon dont j'ai parlé tout à l'heure; que les tuyaux de conduite qu'elle avait à traverser ensuite étaient anciens eux-mêmes, puisque la plupart dataient de 1825, époque où l'établissement avait été reconstruit; que leurs parois pouvaient avoir retenu aussi une couche de cette matière limoneuse; qu'à ce contact, ainsi que dans les conditions particulières que crée la piscine, l'eau minérale avait pu subir une modification de constitution, comme celle qu'éprouvent certaines eaux originairement sulfatées, et qui deviennent sulfurées, sous l'influence réductrice des matières organiques.

L'eau de la Bourboule, qui est à la fois sulfatée et arséniatée, ne pouvait-elle pas alors devenir sulfurée et arséniée, c'est-à-dire chargée d'hydrogène sulfuré et d'hydrogène arsénié, dont on sait que l'action sur l'organisme est infiniment plus puissante que celle des sulfates et des arséniates correspondants?

Ce qui est constant, c'est que l'odeur d'ail caractéristique de la présence de l'hydrogène arsénié a été bien surtout appréciable dans cet établissement ancien et dans l'annexe très-analogue qui lui avait été ajouté, et qu'on la rencontre beaucoup plus difficilement dans les établissements de construction récente.

Ce qui est remarquable aussi, c'est que, d'après l'ancienne tradition de la Bourboule, les malades délicats qui craignaient la promiscuité de la piscine et qui, par exception, se baignaient, en dehors du temps du service commun, dans un des compartiments de l'établissement dont l'eau était isolée pour un moment, ces malades n'obtenaient pas des résultats aussi avantageux que les autres. J'ai souvent entendu mon oncle affirmer ce fait.

Notre conjecture s'impose aussi à l'attention par les intérêts considérables qui s'y rattachent. Elle nous a été suggérée à l'occasion du proriasis; mais sa solution présente aussi un grand intérêt au point de vue des autres affections de la peau et de la plupart des états morbides qu'on traite à la Bourboule : il convient donc de rechercher au juste ce qu'elle a de fondé. La tâche, quoique complexe, pourra être résolue facilement avec le concours de la clinique et de la chimie, à la condition que son étude soit rendue possible par la manière dont s'accompliront désormais les travaux de recherche, de captage et d'aménagement des sources.

Les fouilles qu'on a faites à la Bourboule depuis quelques années ont eu pour résultat avantageux d'augmenter beaucoup la quantité d'eau minérale disponible ; et l'installation des établissements actuels a eu aussi l'utilité de mettre au service des médecins et des malades un outillage plus considérable et plus complet que l'ancien.

Mais l'inconvénient a été d'abord de supprimer complètement le système de la piscine. Qu'on établît des baignoires et des cabinets de bains séparés, rien de mieux; mais il fallait conserver la piscine : l'ayant détruite il faudrait qu'on la rétablît maintenant, au moins pour un certain temps, afin de permettre à des études éclairées de se prononcer sur sa valeur réelle. Elle est employée avec profit dans la plupart des autres établissements thermaux, et certaines eaux minérales, celles de Louesche par exemple, lui doivent une augmentation considérable de leur efficacité. Il y a donc lieu de rechercher si la Bourboule ne serait pas dans le même cas.

D'autre part, s'il était reconnu que le contact des dépôts limoneux qui s'accumulent dans les conduits et les réservoirs, à mesure que ceux-ci vieillissent, entretient ou augmente encore la puisance d'action de l'eau de la Bourboule, il faudrait conclure qu'il y a eu aussi inconvénient à troubler le régime des sources et à modifier leur captage et leur aménagement. Cet inconvénient était à peu près inévitable dans le passé; il a été d'ailleurs compensé par des avantages; mais, à l'avenir, il faudrait le restreindre autant qu'on le pourra.

Il faudrait achever au plus vite tous les travaux qui peuvent procurer le plus grand rendement possible des sources d'eau minérale, et puis procéder à une installation qu'on prendrait soin de ne plus déranger, à moins de nécessité absolue, comme on se garde de toucher à un cellier et à des tonneaux qui renferment un vin précieux, et qui sont jugés d'autant meilleurs qu'ils sont plus anciens.

§ V. — *Effets produits sur les fonctions des organes respiratoires.*

Du côté de l'appareil respiratoire, comme nous l'avons observé du côté des autres appareils, les effets produits par l'usage de l'eau de la Bourboule ne deviennent facilement appréciables qu'à l'état pathologique. Ils sont si peu accentués chez les personnes qui ont ces organes parfaitement sains, qu'il faut une observation bien fine pour les constater; et alors, les méprises sont si difficiles à éviter qu'on hésiterait à rien affirmer si on n'était pas renseigné par ce qui se produit lorsque l'état pathologique fait que ces organes deviennent en quelque sorte un réactif plus délicat.

J'ai déjà parlé des modifications qu'on observe au pharynx et au larynx, je n'y reviens pas. J'ai dit aussi qu'au moment de l'excitation du quatrième au cinquième jour, et lorsque surviennent pendant la cure, soit périodiquement, soit accidentellement, d'autres poussées fluxionnaires, les points du poumon qui sont déjà congestionnés se gorgent encore plus, les crachements de sang apparaissent ou deviennent plus abondants chez les sujets qui y étaient disposés ou qui en avaient déjà eus.

Des précautions sont alors indispensables, mais il suffit qu'elles soient bien prises pour qu'on n'ait à redouter aucune conséquence fâcheuse.

Le malade ne ressent d'ailleurs aucun malaise qui corresponde à cette disposition. Il a seulement une petite toux, plus fréquente, généralement sèche, qui peut ramener les hémoptysies si on ne la modère pas; sa respiration est un peu plus fréquente, mais elle est plus ample et s'accompagne d'un certain bien-être; et, comme d'ailleurs il prend en même temps plus d'appétit, qu'il repose mieux pendant la nuit et qu'il est plus disposé à faire de l'exercice, on a d'autant plus besoin de le garder, à ce moment, des écarts auxquels il pourrait se livrer; alors aussi les moyens balnéaires excitants locaux et généraux doivent être employés avec beaucoup de réserve, un simple bain de pied trop chaud pouvant déterminer une hémoptysie.

Mais cette disposition fluxionnaire est de courte durée et avec elle s'effacent peu à peu les congestions chroniques plus ou moins étendues qui s'étaient formées dans les poumons sous l'influence de la maladie.

C'est ainsi que diminuent d'une manière appréciable, même pendant la cure, la matité relative, la résonnance de la voix, l'obscurité du murmure respiratoire, etc., qu'on observait aux sommets chez les tuberculeux au premier degré, et cette diminution continue à s'accomplir et se maintient ensuite lorsque les malades, revenus chez eux, ne s'exposent pas imprudemment à des causes de rechute.

Une balnéation bien gouvernée au cours du traitement peut dans quelques cas hâter le travail résolutif; mais l'opportunité de son intervention est toujours d'appréciation délicate. Elle est presque nécessaire lorsqu'il faut dissiper une congestion plus généralisée d'un seul ou de deux poumons, comme cela se rencontre par exemple chez ces personnes d'âge déjà mûr, qui ont le système circulatoire très-développé, où le tissu graisseux est très-abondant, et où un engouement trop facile des poumons amène tantôt seulement de la dyspnée, tantôt de la bronchite presque suffocante, et prépare pour plus tard de l'emphysème, de l'asthme ou des catarrhes bronchiques interminables, conditions qui se présentent souvent chez les races arthritiques. Dans ces cas, l'eau minérale, administrée seulement en boisson, m'a toujours paru être insuffisante : toutes les fois que j'ai pu renforcer son action par celle des moyens balnéaires appropriés, j'ai obtenu au contraire une amélioration rapide, considérable, et qui s'est ensuite maintenue pendant longtemps.

Avec les phénomènes fluxionnaires disparaissent les sensations douloureuses qui accompagnent et qui incommodent souvent très-fort les malades : toux, dyspnée, impossibilité de prendre certaines positions dans le lit, douleurs obtuses ou aiguës dans le côté, sous la clavicule et surtout à l'épaule du côté du malade, chez beaucoup de tuberculeux, etc. Ces douleurs ont d'abord une petite exacerbation ; elles suivent enfin la marche des actes fluxionnaires et résolutifs.

Chez les tuberculeux, à une période plus avancée, après le cinquième ou le sixième jour, l'expectoration passe de l'état nettement sanguin à l'état muco-sanguin. et puis muco-purulent, pour finir quelquefois par n'être plus que muqueuse.

Chez les tuberculeux au troisième degré, les phénomènes suivent une marche analogue. Ceux qui sont susceptibles d'amélioration arrivent à vider quelquefois complétement leurs excavations : leur expectoration devient beaucoup moins purulente ; chez eux, comme chez les précédents, la toux s'apaisse et finit par ne plus se produire qu'autant qu'il est nécessaire pour assurer l'expectoration. Les rougeurs de la face, les mouvements fébriles du soir diminuent. Alors l'appétit, le sommeil, les forces, tout l'état général sont beaucoup relevés pour un temps plus ou moins long, suivant les ménagements et les soins qui seront pris ultérieurement.

La disposition en vertu de laquelle certaines personnes sont tellement exposées à contracter des angines et des bronchites qu'elles ont peine à s'y soustraire, surtout pendant les saisons humides, même avec les plus grandes précautions ; cette disposition est profondément modifiée par la cure de la Bourboule.

D'une manière générale, les personnes qui font usage de l'eau de la Bourboule éprouvent la sensation de bien-être que procure une respiration plus ample, plus profonde, plus complète. Cette sensation, qui est moins appréciable pour ceux qui respiraient déjà facilement, le devient d'autant mieux chez ceux qui éprouvaient de la dypsnée. Elle devient surtout prononcée à la Bourboule même, lorsque les malades font un traitement complet par les moyens balnéaires et par les inhalations en même temps que par la boisson de l'eau minérale.

Cependant une réserve doit être faite pour les cas où la dypsnée est liée à un état organique qui augmente momentanément sous l'influence du traitement. Je parlais tout à l'heure de ces sujets pléthoriques, au moins d'apparence, qui ont si souvent comme des bouffées congestives plus ou moins généralisés sur les poumons, avec une disposition catarrhale de plus en plus accentuée. Beaucoup d'entre eux sont surtout incommodés par de la dypsnée; quelques-uns ont même de vrais accès d'asthme. Et bien! à la Bourboule, lorsque surviennent les phénomènes fluxionnaires prévus au cours du traitement ou d'autres imprudemment provoqués par un écart quelconque, la dypsnée s'accentue aussi ; mais elle s'apaise promptement, si la mesure n'a pas été dépassée. Aussi la principale règle de ces traitements me paraît être de soustraire autant que possible le malade aux excitations inutiles, de prévoir les excitations inévitables, d'en provoquer au besoin d'auxiliaires ; mais de les surveiller toujours et de les contenir dans la mesure où elles pourront être gouvernées : à cette condition, on arrive toujours à obtenir secondairement de l'apaisement.

La même règle s'applique aux cas où la dypsnée et meme l'asthme se lient à un simple état catarrhal, et à ceux où ils semblent ne résulter que d'une impressionabilité particulière du sujet.

Chez les malades de cette dernière catégorie le traitement de la Bourboule agit-il à titre de moyen reconstituant et apaise-t-il les spasmes bronchiques, en faisant faire du sang aux malades, suivant ce principe que le sang modère les nerfs « sanguis moderator nervorum » ? Ou bien exerce-t-il une action élective spéciale sur le poumon ?

L'une et l'autre interprétation peuvent être appliquées ici, puisqu'on sait que l'eau de la Bourboule est douée d'une action puissamment reconstituante et qu'elle renferme une grande quantité d'*arsenic* dont on connaît l'action élective sur les voies respiratoires. Je rappelle ici que M. le professeur Martin-Damourette a constaté dans l'haleine de plusieurs malades, à qui il administrait l'eau de la Bourboule en boisson, l'odeur d'ail caractéristique de l'hydrogène arsénié, et l'observation la plus minutieuse ne lui a pas permis de découvrir une autre cause à ce phénomène.

TABLE DES MATIÈRES

Pages.

Paris. A. PARENT, imprimeur de la Faculté de Médecine rue Mr-le-Prince, 31.

1er TABLEAU, indiquant la température, la densité et les substances acides et basiques contenues dans un litre d'eau de chacune des sources qui y sont mentionnées.

DÉSIGNATION des SOURCES.	TEMPÉRATURE.	DENSITÉ.	SOMME de tous les principes.	ACIDES Carbonique libre et combiné.	Sulfhydrique.	Chlorhydrique.	Bromhydrique.	Iodhydrique.	Fluorhydrique.	Borique.	Sulfurique.	Arsénique.	Silicique ou silice.	Phosphorique.
LA BOURBOULE.	(1)												(silice)	
Source Choussy (actuelle)	52°c.	......	gr. 6.5106	gr. 1.6106	......	gr. 1.9115	......	......	......	......	gr. 0.1167	gr. 0.0192	gr. 0.0800	......
													acide siliciq.	
Anciennes sources Choussy. Grand-Bain	34°	1.00538	7.24409	1.8297	»»	2.2370	indices	indices.	......	......	0.1503	0.00810	0.1093	traces
Bagnassou	40°	1.00535	7.36001	2.0304	»»	2.1560	indices	indices.	......	......	0.1474	0.00051	0.1075	traces.
Rotonde	31°	1.00501	7.30203	2.2770	traces	2.0430	indices	indices.	......	......	0.1316	0.00406	0.1080	traces.
Source-d.-Pierres	29°	1.00500	7.31863	2.2400	traces	2.0311	indices	indices.	......	......	0.1305	0.00465	0.1080	traces.
EMS (Nassau).						chlore	brome	iode					(silice)	
Kesselbrunnen	46° 64	1.00326	4.612750	2.3581	......	0.8251	0.0003	0.000003	......	......	0.02881	......	0.0485	0.0003
Krœhnchen	35° 86	1.00308	4.693807	2.4619	......	0.8961	0.0002	0.000018	......	......	0.03578	......	0.0497	0.0001
Victoria	27° 9	1.00322	4.845400	2.6666	......	0.8833	0.0005	0.000003	......	......	0.03093	......	0.0484	0.0001
SAINT-NECTAIRE.	(2)												(ac. siliciq.)	
Mandon chaude	37°c. 5	1.0023	8.9023	3.3430	......	1.5097	......	traces.	......	......	0.1004	traces.	0.1035	traces.
Mandon froide	24°	1.0022	7.6396	3.2345	......	1.5649	......	traces.	......	......	0.0190	traces.	0.0884	traces.
Mont-Cornador	40°	1.0020	6.8471	2.9715	......	1.3392	......	traces.	......	......	0.0738	traces.	0.1044	traces.
Boëtte chaude	41°	1.0021	7.4910	2.7660	......	1.7241	......	traces.	......	......	0.0907	traces.	0.1128	traces.
Boëtte tempérée	40°	1.0021	7.6396	2.9270	......	1.7319	......	traces.	......	......	0.0026	traces.	0.1009	traces.
MONT-DORE.													(ac. siliciq.)	
Madeleine	15°c.	1.0012	2.11302	1.0023	......	0.2286	......	traces.	traces.	traces.	0.0439	0.00062	0.1654	......
Pavillon n° 8	44°	1.0011	2.13232	1.0303	......	0.2252	......	traces.	traces.	traces.	0.0439	0.00062	0.1686	......
Rigny	43° 5	1.0012	2.10312	1.0136	......	0.2233	......	traces.	traces.	traces.	0.0428	0.00062	0.1653	......
César	43° 1	1.0013	2.39032	1.2482	......	0.2220	......	traces.	traces.	traces.	0.0425	0.00062	0.1562	......
Ramond	42° 4	1.0010	2.17442	1.1196	......	0.2217	......	traces.	traces.	traces.	0.0414	0.00062	0.1550	......
ROYAT.						chlore							(silice)	
Grande-Source	35°c. 5	1.0025	5.328	2.074	......	1.050	indices	indices.	......	......	0.107	indices.	0.156	0.010
César	29°	1.0018	4.123	2.204	......	0.486	indices	indices.	......	......	0.065	indices.	0.167	0.008
Saint-Mart	31°	1.0020	5.050	2.491	......	1.022	indices	indices.	......	......	0.099	indices.	0.089	0.004

DÉSIGNATION des SOURCES.	BASES Soude.	Potasse.	Ammoniaque.	Oxyde de rubidium.	Oxyde de cæsium.	Lithine.	Chaux.	Magnésie.	Alumine.	Baryte.	Strontiane.	Oxyde de fer.	Oxyde de manganèse.	Matière organique.	AUTEURS et DATES des analyses
LA BOURBOULE. Source Choussy (actuelle)	gr. 2.6536	gr. 0.0769	......	......	......	......	gr. 0.0536	gr. 0.0073	......	......	......	gr. 0.0080	......	traces.	École des Mines, Paris, 1870.
Grand-Bain	2.6290	0.1490	indices.	indices.	indices.	indices.	0.0763	0.0188	0.0301	......	......	indices.	indices.	indices.	Société d'hydrologie. M. Lefort, 1867.
Bagnassou	2.6021	0.1452	indices.	indices.	indices.	indices.	0.0751	0.0143	0.0218	......	......	0.0015	indices.	indices.	
Rotonde	2.5601	0.1276	indices.	indices.	indices.	indices.	0.0696	0.0110	0.0185	......	......	0.0012	indices.	indices.	
Source-d.-Pierres	2.5591	0.1401	indices.	indices.	indices.	indices.	0.0697	0.0165	0.0182	......	......	0.0028	indices.	indices.	
EMS. Kesselbrunnen	1.3774	0.0236	0.0026	......	......	0.0014	0.0854	0.0570	0.00008	0.0007	0.0009	0.0014	0.00017	......	Fresenius, 1871.
Krœhnchen	1.3552	0.0198	0.0008	......	......	0.0010	0.0840	0.0646	0.00004	0.0003	0.0011	0.0008	0.00007	......	Id. Id.
Victoria	1.3529	0.0243	0.0029	......	......	0.0003	0.0823	0.0613	0.00085	0.0003	0.0008	0.0006	0.00011	......	Id. 1860.
SAINT-NECTAIRE. Mandon chaude	2.2270	0.0211	......	......	......	......	0.2746	0.1506	0.0203	......	0.0004	0.0044	......	traces.	Société d'hydrologie. M. Lefort. 1859.
Mandon froide	2.2141	0.0240	......	......	......	......	0.2682	0.1483	0.0100	......	0.0003	0.0102	......	traces.	
Mont-Cornador	1.0090	0.0334	......	......	......	......	0.3521	0.1370	0.0171	......	0.0041	0.0035	......	traces.	
Boëtte chaude	2.3381	0.0244	......	......	......	......	0.2362	0.1465	0.0230	......	0.0040	0.0052	......	traces.	
Boëtte tempérée	2.3160	0.0233	......	......	......	......	0.2613	0.1543	0.0314	......	0.0031	0.0088	......	traces.	
MONT-DORE. Madeleine	0.4517	0.0161	......	indices.	indices.	indices.	0.1279	0.0561	0.0112	......	......	0.0092	indices.	traces.	Société d'hydrologie. M. Lefort. 1862.
Pavillon n° 8	0.4502	0.0160	......	indices.	indices.	indices.	0.1243	0.0536	0.0094	......	......	0.0165	indices.	traces.	
Rigny	0.4473	0.0125	......	indices.	indices.	indices.	0.1215	0.0519	0.0101	......	......	0.0111	indices.	traces.	
César	0.4404	0.0117	......	indices.	indices.	indices.	0.1190	0.0533	0.0085	......	......	0.0115	indices.	traces.	
Ramond	0.4441	0.0111	......	indices.	indices.	indices.	0.1060	0.0530	0.0141	......	......	0.0141	indices.	traces.	
ROYAT. Grande-Source	4.185	0.225	......	......	......	......	0.392	0.204	traces.	......	......	0.020	traces.	indices.	Société d'hydrologie. M. Lefort, 1857.
César	0.572	0.148	......	......	......	......	0.287	0.127	traces.	......	......	0.009	traces.	indices.	
Saint-Mart	0.589	0.161	......	......	......	......	0.380	0.164	traces.	......	......	0.018	traces.	indices.	

(1) Les températures indiquées pour les différentes sources de la Bourboule sont celles qui ont été constatées :
— par moi-même, pour la source Choussy actuelle ;
— par M. Castel, ingénieur en chef des mines, pour les anciennes sources Choussy.

(2) Les températures indiquées pour les sources de Saint-Nectaire sont celles qui ont été constatées :
— par M. le Dr A. Vernière, en 1852, et par M. le Dr Dumas-Aubergier, en 1809, pour les deux sources Boëtte et pour celle du Mont-Cornador ;
— par M. Lefort, en 1852, pour les deux sources Mandon.

D'après une communication verbale de M. le Dr Gourbeyre, la source Mandon aurait beaucoup augmenté de volume, à la suite de travaux récents, et sa température serait aujourd'hui de 48° cent.

2e TABLEAU, indiquant les proportions des combinaisons salines attribuées par le calcul à un litre d'eau de chacune des sources qui y sont mentionnées.

DÉSIGNATION des SOURCES.	SOMME de tous les principes.	ACIDE carbonique libre.	Acide sulfhydrique.	CHLORURES de sodium.	CHLORURES de potassium.	CHLORURES de magnésium.	CHLORURES de rubidium caesium lithium.	Iodure de sodium.	Bromure de sodium.	Fluorure de sodium.	ARSÉNIATE DE SOUDE.	BICARBONATES de soude.	BICARBONATES de potasse.	BICARBONATES de chaux.	BICARBONATES de magnésie.
LA BOURBOULE. (Anc. sources Choussy).															
	gr.	gr.	gr.	gr.	gr.	gr.	gr.	gr.	gr.		gr.	gr.	gr.	gr.	gr.
Grand-Bain	6.00433	0.3838	-	2.3457	0.2353	0.0390	indices	traces.	traces.	......	0.01263	2.2719	......	0.1994	......
Bagnassou	6.97518	0.8780	-	3.1972	0.2298	0.0332	indices	traces.	traces.	......	0.01488	2.0157	......	0.1911	......
Rolande	6.83702	0.9158	traces.	3.0458	0.2184	0.0355	indices	traces.	traces.	......	0.00722	2.0260	......	0.1771	......
Source des Fièvres	6.21087	0.9324	traces.	3.0298	0.2213	0.0384	indices	traces.	traces	......	0.00717	2.0455	......	0.1744	......
EMS.															
Kesselbrunnen	4.48171	0.8301	......	1.0343	......	......	......	0.000003	0.0004	......	......	1.9898	......	0.2196	0.1824
Kränchen	4.45919	1.0340	......	0.9831	......	......	......	0.000022	0.0003	......	......	1.9790	......	0.2161	0.2069
Victoria	4.71383	1.2001	......	0.9847	......	......	......	0.000003	0.0002	......	......	2.0200	......	0.2116	0.1963
SAINT-NECTAIRE.															
Mandon chaude	7.5806	1.5308	......	2.4148	......	......	......	traces.	......	......	traces.	2.0881	0.0407	0.7080	0.4815
Mandon froide	5.2278	1.2946	......	2.4021	......	......	......	traces.	......	......	traces.	1.8778	0.0471	0.6842	0.4745
Mont-Cornadore	6.5155	0.9464	......	2.1464	......	......	......	traces.	......	......	traces.	2.0001	0.0546	0.6480	0.4384
Boëtte chaude	7.0642	0.8800	......	2.7033	......	......	......	traces.	......	......	traces.	1.8311	0.0471	0.6598	0.4681
Boëtte tempérée	7.3078	1.0590	......	2.7743	......	......	......	traces.	......	......	traces.	1.8564	0.0480	0.6722	0.4936
MONT-DORE.															
Madeleine	2.09046	0.3322	......	0.3683	......	......	......	traces.	......	traces.	0.00006	0.5362	0.0309	0.3423	0.1757
Pavillon n° 8	2.07776	0.3810	......	0.3620	......	......	......	traces.	......	traces.	0.00008	0.3452	0.0209	0.3142	0.1676
Rigny	3.03846	0.3644	......	0.3590	......	......	......	traces.	......	traces.	0.00006	0.3375	0.0232	0.3009	0.1628
César	2.26738	0.3957	......	0.3587	......	......	......	traces.	......	traces.	0.00006	0.3361	0.0219	0.3909	0.1676
Ramond	2.11946	0.4007	......	0.3578	......	......	......	traces.	......	traces.	0.00006	0.5362	0.0219	0.9780	0.1647
ROYAT.															
Grande-Source	5.721	0.748	......	1.728	......	......	......	indices.	indices	......	traces.	1.349	0.435	1.000	0.677
César	4.067	1.229	......	0.766	......	......	......	indices.	indices	......	traces	0.302	0.286	0.588	0.397
Saint-Mart	5.306	1.030	......	1.862	......	......	......	indices.	indices	......	traces.	0.421	0.365	0.893	0.611

DÉSIGNATION des SOURCES.	BICARBONATES d'oxyde de fer.	BICARBONATES d'oxyde de magnésie.	BICARBONATES d'ammoniaque.	BICARBONATES d'oxydes de rubidium, de caesium.	BICARBONATES de lithine.	BICARBONATES de baryte.	BICARBONATES de strontiane.	SULFATES de soude.	SULFATES de potasse.	SULFATES de strontiane.	PHOSPHATES de soude.	PHOSPHATES d'alumine.	Borate de soude.	Acide silicique ou silice.	Alumine.	Matière organique.	AUTEURS et DATES des analyses.
LA BOURBOULE. (Anc. sources Choussy).														(acide silicique.)			
	gr.	gr.	gr.		gr.	gr.	gr.	gr.	gr.	gr.	gr.	gr.	gr.	gr.	gr.	gr.	
Grand-Bain	indiq.	indices	indices	......	......	......	......	0.2388	......	......	indices	......	......	0.1093	0.0301	traces.	Société d'hydrologie, M. J. Lefort, 1869 (2).
Bagnassou	0.0033	indices	indices	......	......	......	......	0.2829	......	......	indices	......	......	0.1018	0.0218	traces.	
Rolande	0.0025	indices	indices	......	......	......	......	0.2842	......	......	indices	......	......	0.1050	0.0185	traces.	
Source des Fièvres	0.0053	indices	indices	......	......	......	......	0.2344	......	......	indices	......	......	0.1080	0.0182	traces.	
EMS.														(silice)			
Kesselbrunnen	0.0032	0.0009	0.0071	......	0.0057	0.0012	0.0016	0.0155	0.0436	......	0.0005	0.0002	......	0.0485	......	......	Fresenius, 1871. (1)
Kränchen	0.0019	0.0001	0.0023	......	0.0010	0.0010	0.0022	0.0335	0.0367	......	0.0014	0.0001	......	0.0497	......	......	Id. id.
Victoria	0.0016	0.0002	0.0061	......	0.0014	0.0005	0.0015	0.0181	0.0450	......	0.0008	0.0001	......	0.0484	......	......	Id. 1869.
SAINT-NECTAIRE.														(ac. siliciq.)			
Mandon chaude	0.0097	......	......	......	......	......	......	0.1781	......	0.0070	traces.	......	......	0.1036	0.0205	traces.	M. J. Lefort, 1860 (5).
Mandon froide	0.0280	......	......	......	......	......	......	0.1401	......	0.0070	traces.	......	......	0.0844	0.0198	traces.	Idem.
Mont-Cornadore	0.0182	......	......	......	......	......	......	0.1309	......	0.0070	traces.	......	......	0.1044	0.0175	traces.	Idem.
Boëtte chaude	0.0115	......	......	......	......	......	......	0.1600	......	0.0070	traces.	......	......	0.1122	0.0230	traces.	Idem.
Boëtte tempérée	0.0128	......	......	......	......	......	......	0.1639	......	0.0056	traces	......	......	0.1009	0.0214	traces.	Idem.
MONT-DORE.														(ac. siliciq.)			
Madeleine	0.0307	traces.	......	indices	traces.	......	......	0.0781	......	......	......	......	traces.	0.1654	0.0112	traces.	M. J. Lefort, 1859 (3).
Pavillon n° 8	0.0235	traces.	......	indices	traces.	......	......	0.0761	......	......	......	......	traces.	0.1686	0.0084	traces.	Idem.
Rigny	0.0230	traces.	......	indices	traces.	......	......	0.0781	......	......	......	......	traces.	0.1653	0.0101	traces.	Idem.
César	0.0258	traces.	......	indices	traces.	......	......	0.0786	......	......	......	......	traces.	0.1592	0.0082	traces.	Idem.
Ramond	0.0317	traces.	......	indices	traces.	......	......	0.0737	......	......	......	......	traces.	0.1550	0.0085	traces.	Idem.
ROYAT.														(silice)			
Grande-Source	0.040	traces.	......	......	......	......	......	0.188	......	......	0.013	......	......	0.134	traces.	indices	Société d'hydrologie, M. J. Lefort, 1862 (4).
César	0.035	traces.	......	......	......	......	......	0.115	......	......	0.014	......	......	0.187	traces.	indices	Idem.
Saint-Mart	0.048	traces.	......	......	......	......	......	0.163	......	......	0.001	......	......	0.102	traces.	indices	Idem.

(1) Chemische Untersuchung des Kränchens, Fürstenbrunnens Kesselbrunnens, etc. Zur Bad Ems, prof. Fresenius. Wiesbaden, 1872.
(2) Annales de la Société d'hydrologie médicale de Paris. T. IX, p. 63 et suiv.
(3) Ibid. T. VIII, p. 401 et suiv.
(4) Annales de la Société d'hydrologie médicale de Paris. T. III, p. 118 et suiv.
(5) Mémoire sur les propriétés physiques et la composition chimique des eaux minérales de Saint-Nectaire, par M. Jules Lefort. Paris, J.-B. Baillière, 1859.

www.ingramcontent.com/pod-product-compliance
Lightning Source LLC
Chambersburg PA
CBHW050619210326
41521CB00008B/1315
9782011332172